本草纲目方药精选

蔡向红 ◎ 编著

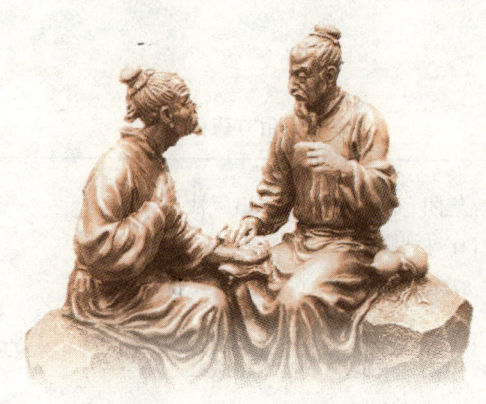

陕西出版传媒集团
陕西科学技术出版社

图书在版编目（CIP）数据

本草纲目方药精选/蔡向红编著. —西安：陕西科学技术出版社，2014.7
ISBN 978-7-5369-5287-4

Ⅰ.①本… Ⅱ.①蔡… Ⅲ.①《本草纲目》—验方—汇编 Ⅳ.①R281.3②R289.5

中国版本图书馆 CIP 数据核字（2014）第 035408 号

本草纲目方药精选

出 版 者	陕西出版传媒集团　陕西科学技术出版社
	西安北大街131号　邮编　710003
	电话 (029) 87211894　传真 (029) 87218236
	http://www.snstp.com
发 行 者	陕西出版传媒集团　陕西科学技术出版社
	电话 (029) 87212206　87260001
印　　刷	北京建泰印刷有限公司
规　　格	710×1000 毫米　　16 开本
印　　张	21.25
字　　数	310 千字
版　　次	2014 年 5 月第 1 版
	2014 年 5 月第 1 次印刷
书　　号	ISBN 978-7-5369-5287-4
定　　价	28.00 元

版权所有　翻印必究

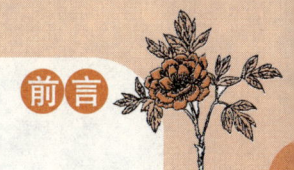

FOREWORD 前　言

　　健康长寿是人类的共同愿望。我国劳动人民在与疾病斗争、维护身体健康方面积累了丰富的经验。明代伟大的医药学家李时珍历经27年编撰的《本草纲目》，记载有丰富的养生保健知识和方法。

　　《本草纲目》是举世闻名的博物学巨著，也是中华医库中一部药物学及食物养生学巨著。集食物、药物的种植、收采、调制及医养功效之大成，对医药学、动物学、种植学、食物养疗学、饮食烹饪学及人们对日常食物品味的选择都构成了深远影响。

　　基于让大家多了解一些本草养生常识，并利用药食养生之法达到强身健体、消除疾病的目的，我们推出了白话版的《本草纲目方药精选》。

　　本书在《本草纲目》的基础上增删考订、整理汇编，立足于传统中医食疗药疗的理论，细致地划分出补虚健体药、活血化瘀药、清热解表药、健胃消食药、祛风治湿药、养心安神药等内容，使读者能够根据自身状况科学地选择中药材。针对每种中药，还详细地介绍了其性味归经、功效主治、用量用法、搭配宜忌、选方应用等，利于百姓日常生活所用。其中，选方部分以简明实用为原则，以传统经典名方、临床有效单方和验方为主要来源，能充分满足广大读者自我治疗和健康保健的需求。

　　本书内容全面详实，文字通俗易懂，方法简便实用，不仅是医务工作者的重要参考书，也是人们养生保健的良师益友。无论你是哪种体质，所患何种疾病，翻开本书，都能找到切实可行的补益方药。

编　者

目录

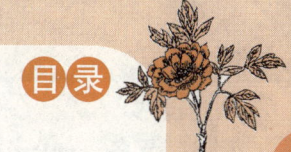

本草纲目 方药精选

补虚健体药

药名	页码
黄芪	002
当归	005
人参	008
玉竹	012
黄精	015
仙茅	018
麦冬	021
枸杞子	024
熟地黄	027
何首乌	030
补骨脂	033
女贞子	036
菟丝子	039
淫羊藿	042
甘草	045
白术	048
肉苁蓉	051
白芍	054
杜仲	057
益智仁	060
干姜	063
百合	066

天冬 **069**

石斛 **072**

活血化瘀药

红花 **076**

三七 **079**

川芎 **082**

益母草 **085**

郁金 **088**

月季花 **091**

王不留行 **093**

延胡索 **096**

清热解表药

黄连 **100**

金银花 **103**

薄荷 **106**

菊花 **109**

柴胡 **112**

葛根 **115**

麻黄 **118**

防风 **121**

地榆 **124**

射干 **126**

紫苏	128
忍冬藤	130
决明子	132
知母	135
鱼腥草	138
大青叶	141
夏枯草	143
槐花	146
芦根	149
栀子	151
黄芩	153
连翘	155
蒲公英	158
紫草	160
虎杖	163
紫花地丁	166
土茯苓	168
白鲜皮	170

消食药

山楂	174
麦芽	177
莱菔子	180

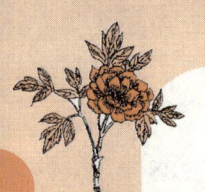

本草纲目 方药精选

泻下药

大黄	184
火麻仁	187
牵牛子	189
荷叶	191

祛风治湿药

五加皮	194
车前草	197
泽泻	200
淡竹叶	203
芦荟	206
独活	209
秦艽	212
牛膝	215
威灵仙	218
茯苓	221
茵陈	224
半边莲	227
白茅根	230

养心安神药

| 远志 | 234 |

柏子仁 ………………………………… 237
酸枣仁 ………………………………… 240

疏肝理气药

枳实 …………………………………… 244
香附 …………………………………… 247
半夏 …………………………………… 250
艾叶 …………………………………… 253
檀香 …………………………………… 256
木香 …………………………………… 258

止咳化痰药

款冬花 ………………………………… 262
桔梗 …………………………………… 264
苏合香 ………………………………… 267
桑白皮 ………………………………… 270
旋覆花 ………………………………… 272
葶苈子 ………………………………… 274
枇杷叶 ………………………………… 277

收敛固精药

苍术 …………………………………… 280
五味子 ………………………………… 283

莲子	286
芡实	288
覆盆子	290

温里祛寒药

肉桂	294
附子	296
细辛	299
花椒	302
胡椒	305
吴茱萸	308
丁香	311

熄风降压药

天麻	314
白芷	316
蝉蜕	319

驱虫药

槟榔	322
白果	325
川楝子	328

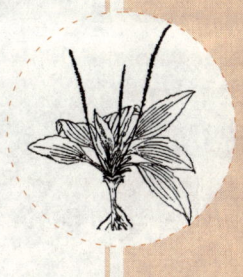

补虚健体药

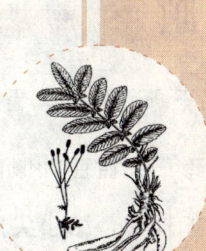

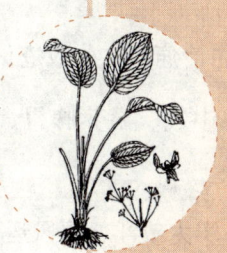

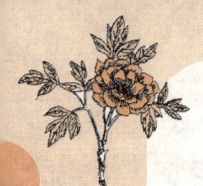

黄芪

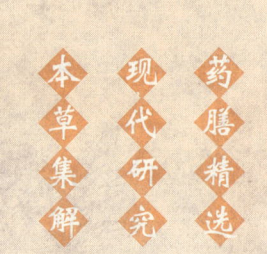

本草集解　现代研究　药膳精选

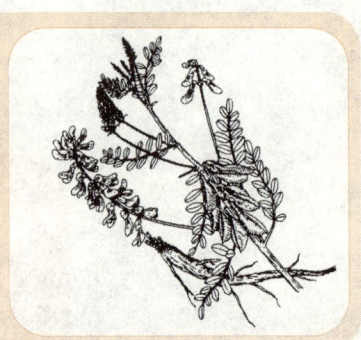

本草集解

释义 别名王孙、独根。耆，长也，黄耆色黄。为补药之长，故名，今俗通作黄芪。时珍曰：黄芪叶似槐叶而尖小，又似蒺藜叶而微阔大，青白色。开黄紫花，大如槐花，结小尖角，长寸许，根寸许，根长二三尺，以紧实如箭簳者为良，嫩苗亦可炸淘茹食。

气味 甘，微温，无毒。

主治 "主治痈疽，久败疮，排脓止痛"。《神农本草经》

"黄芪，补益中气、温养脾胃、凡中气不足、脾胃虚弱、清气下陷者最宜。"《本草正义》

"补肺健脾，实为敛汗、驱风运毒之药也。"《本草汇言》

附方

①吐血不止：黄芪二钱半，紫背浮萍五钱，为末，每服一钱，姜、蜜水下。

②咳嗽脓血：以好黄芪四两，甘草一两，为末，每服二钱，点汤服。

③**胎动不安**：黄芪、川芎各一两，糯米一合，水一升，煎至半升，分二次服。腹痛，下黄汁。

④**小便尿血**：黄芪、人参等份制成末，用大萝卜三个，切如指厚，蜂蜜二两拌炙令干，勿使焦煳，蘸末吃，再用盐水送下。

⑤**面色萎黄**：黄芪六两，一半生焙，一半用盐水润后，放饭上蒸三次，焙干折断，甘草一两，一半生用，一半炙黄研为末，每服二钱，早晨、中午各一服，也可以煎服。

现代研究

【性味归经】性温，味甘。入肺、脾经。

【用法用量】内服：水煎，10～15克，大剂量可用至30～50克。

【药用成分】蔗糖、葡萄糖醛酸、黏液质、数种氨基酸、苦味素、胆碱、甜菜碱、叶酸等。

【药理作用】黄芪能显著提高机体免疫功能，有抗衰老作用，能预防老年动脉硬化，改善肺功能；对动物血糖有双向调节作用，但对胰岛素性低血糖无明显影响；能增加贫血者的红细胞和血红蛋白，促进白细胞和血小板减少者恢复正常，并能提高或恢复红细胞的功能；能改善心功能状态。

【注意事项】黄芪适合脾胃虚弱的食欲不振者，不适合因食积所致的食欲不振者，有外感风寒所致的发烧等急证者忌用黄芪。

药膳精选

芪参茶

〔配　方〕炙黄芪30克，党参、白术各10克，木香5克，甘草3克。

〔制用法〕上药共水煎取汁，分早、中、晚服用。

〔功　效〕理气止痛，治肠炎。

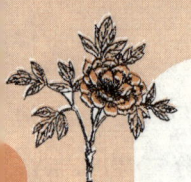

本草纲目方药精选

黄芪大枣茶

〔配　方〕黄芪5克，大枣6枚。

〔制用法〕黄芪、大枣洗净，然后放入冷水煮沸1~2分钟，滤出汁即可。每日当茶饮。

〔功　效〕增强免疫力，适用于免疫力低下者。

补中益气汤

〔配　方〕炙黄芪、生黄芪、当归、白术、蒲公英各15克，炙甘草、陈皮、白芍、仙鹤草各12克，红参、升麻、柴胡各10克。

〔制用法〕每日1剂，水煎2次，混匀后，早、晚饭前1小时温服。

〔功　效〕治胃溃疡。

芪芎茶

〔配　方〕炙黄芪30克，川芎10克，红花5克，当归5克。

〔制用法〕上药水煎2次，分早、晚服用。

〔功　效〕益气活血，化瘀通络。

芪归茶

〔配　方〕黄芪30克，当归12克，白芍12克，川芎9克，地黄15克，炙甘草6克。

〔制用法〕水煎后，早、晚服用。

〔功　效〕治血虚型冠心病。

补虚健体药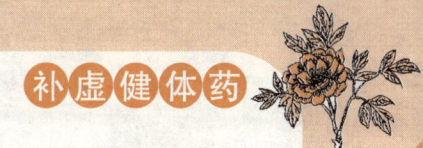

当归

本草集解　现代研究　药膳精选

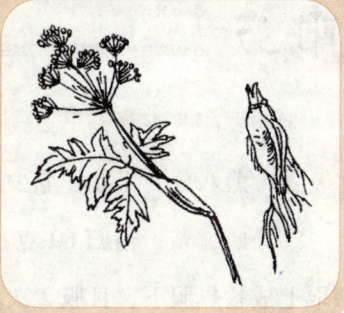

本草集解

释义 别名乾归、文无、白蕲。《名医别录》载：当归生长在陕西的川谷中，二月、八月采根阴干用。

李时珍说：当归以秦州陇西产的头圆尾多，色紫气香肥润者质量最佳，名马尾归。头大尾粗色白坚枯的，是镵头归，只适合入发散药中使用。韩柔说四川产的当归力刚而善攻，秦州产的当归力柔而善补，正是如此。

气味 甘，温，无毒。

主治 咳逆上气，温疟寒热，洗在皮肤中，妇人漏下绝子，诸恶疮疡金疮，煮汁饮之。《本经》

温中止痛，除客血内塞，中风痓汗不出，湿痹中恶，客气虚冷，补五脏，生肌肉。《别录》

止呕逆，虚劳寒热，下痢腹痛齿痛，女人沥血腰痛，崩中，补诸不足。（甄权）

治一切风、一切气，补一切劳，破恶血，养新血，及癥癖，肠胃冷。《大明》

治头痛，心腹诸痛，润肠胃筋骨皮肤，治痈疽，排脓止痛，和血补血。（时珍）

附方

①产后血脓、腹痛引虫：当归二钱，干姜（炮）五分，为末。每服三钱，水一盏，煎八分，入盐、醋少许，热服。

②失血过多：当归60克，川芎30克，每用15克，加水七分、酒三分，煎取七成趁热服下，日服2次。

③视物昏花：取生晒当归六两，炮附子一两，共研末炼蜜丸如梧桐子大，每次服三十丸，温酒送下。

④小便出血：当归四两捣碎，酒三升，煮至一升时服下。

现代研究

【性味归经】性温，味甘。入肝、心、脾经。

【用法用量】当归治疗用量为每日10～15克，养生保健用量为每日3～5克。当归药味偏重，食疗方可根据情况适量减少用量，煎汤服。

【药用成分】含挥发油，油中主要成分为亚丁基苯酞、邻羧基苯正戊酮及二氢酞酐等。此外含多种烃类，另含多量蔗糖、维生素B_{12}及维生素A几类物质。

【药理作用】本品具有促进造血、抑制血小板聚集、抗血栓、降血脂、抗动脉粥样硬化、增强免疫、抗心肌缺血、扩张血管、改善微循环、抗心律失常、降血压、保肝利胆、双向调节子宫、促进子宫增生、抑制前列腺增重、抗促性腺激素、抗氧化、保护肾脏、纠正蛋白质代谢紊乱、抗炎、镇痛、平喘、抑制中枢神经、抗辐射、抗损伤、抗肿瘤、抗菌等作用。

【注意事项】里盛中满及大便溏泄者慎用，体内火热所致出血者忌用。

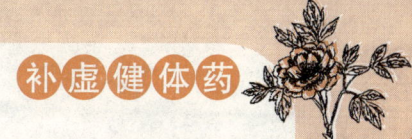

药膳精选

川草汤

〔配　方〕当归20克,红花6克,红藤、鱼腥草各15克,益母草、马鞭草各12克,鸭跖草10克。随症加减:发热者加大黄(后下)6克,重用鱼腥草30克;性情急躁、胁肋或乳房、腹痛者加郁金、香附子各10克;年老体弱者加黄芪20克,党参15克。

〔制用法〕每日1剂,水煎,分2次内服。5~7日为1个疗程,连用2~3个疗程。

〔功　效〕治疗子宫内膜炎。

当归生地黄茶

〔配　方〕当归10克,生地黄15克,生首乌10克,肉苁蓉10克,蜂蜜适量。

〔制用法〕将上述药煎煮2次,每次半小时,当茶饮,有滋阴血、润肠通便的功效。

〔功　效〕治疗便秘。

当归补血汤

〔配　方〕当归(酒制)6克,炙黄芪30克。

〔制用法〕将上药混合后以水煎煮服用。

〔功　效〕治疗脉虚血虚,症见气血俱虚,面目赤色,肌热恶寒,烦渴引饮,脉洪大而虚,重按似无。

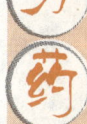
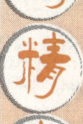

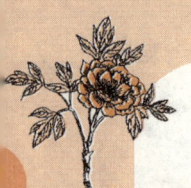

本草纲目

方药精选

人参

本草集解 现代研究 药膳精选

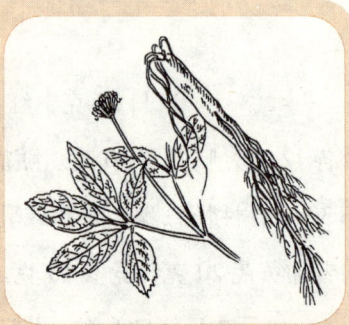

● 本草集解

释义 别名黄参、血参、鬼盖、神草、地精。时珍曰：上党，今潞州也。民以人参为地方害，不复采取。今所用者皆是辽参，亦可收子，于十月下种，如种菜法。秋冬采者坚实，春夏采者虚软，非地产有虚实也。辽参连皮者黄润色如防风，去皮者坚白如粉，伪者皆以沙参、荠苨、桔梗采根造作乱之。沙参体虚无心而味淡，荠苨体虚无心，桔梗体坚有心而味苦。

气味 甘，微寒，无毒。

主治 补五脏，安精神，定魂魄，止惊悸，除邪气，明目开心益智。久服轻身延年。《本经》

疗肠胃中冷，心腹鼓痛，胸胁逆满，霍乱吐逆，调中，止消渴，通血脉，破坚积，令人不忘。《别录》

治男妇一切虚证，发热自汗，眩晕头痛，反胃吐食，疟疾，滑泻久痢，小便频数淋沥，劳倦内伤，中风中暑，痿痹，吐血、嗽血、下血，血淋、血崩，胎前、产后诸病。（时珍）

附方

①**房后困倦**：人参七钱，陈皮一钱，水半盏，煎八分，食前温服，日再服，千金不传。

②**开胃化痰**：不思进食，不论是大人或小儿，人参焙二两，半夏姜汁浸焙五钱，为末，飞罗面做糊，做成绿豆大小的丸，饭后用姜汤服用三五十丸，每日三次。

③**阴虚尿血**：人参（焙）、黄芪（盐水炙），等份研为末；再取红皮萝卜一个，切成四片，蜜灸两次，以用尽二两蜂蜜为止。每次吃一片萝卜，要蘸药末吃，用盐水送服。

④**脾胃气虚**：人参、茯苓各一钱，白术二钱，炙甘草五分，生姜三片，大枣一枚，水二盅，煎以一盅，饭前温服。凡诸病气虚的患者，均可以此为主方，随证加减。

⑤**产后喘急**：乃血入肺窍，危证。苏木煎汤，调人参末三钱，服用有奇效。

现代研究

【**性味归经**】性平，味甘。入脾、肺经。

【**用法用量**】内服：5~9克，宜文火另煎，对人其他药汤内服用。益气救脱可用15~30克，煎汁分数次灌服。研末吞服，每次0.5~1克，日服1~2次。

【**药用成分**】人参含有人参皂苷、人参多糖、人参蓓半萜烯、β-榄香烯、人参炔醇、人参黄酮甙、人参酸、人参活素、生物碱以及氨基酸、维生素、少量微量元素锶、铁等多种成分。

【**药理作用**】人参皂苷有防止血液凝固，促进纤维蛋白溶解作用。人参提取物可促进骨髓造血功能，使血中红细胞、白细胞、血红蛋白及骨髓中有核细胞数显著增加，还有治疗再生障碍性贫血和粒细胞减少证的效果。

人参对下丘脑-垂体-性腺轴和下丘脑-垂体-肾上腺皮质轴具有兴奋及使其功能增强的作用。

人参对正常血糖及因注射肾上腺素和高渗葡萄糖引起的高血糖均有降血糖作用。人参皂苷与蛋白质合成促进因子均有促进蛋白质 DNA、RNA 的生物合成，提高 RNA 聚合酶活性，从而增加 RNA 合成的作用。人参皂苷还有降血脂作用。

【注意事项】反藜芦，畏五灵脂，恶皂荚，不宜配伍。实证、热证引起的喘嗽痰盛、胸膈痛闷、噎膈便秘者，以及体质健壮、阴虚阳亢者、儿童和孕妇等应忌服。不宜与茶同服。

药膳精选

四君二至饮

〔配　方〕白参、女贞子、炒白术、白蔻仁各10克，黄芪、薏苡仁各30克，旱莲草15克，茯苓12克，莱菔子20克，甘草5克。呕吐较甚者加藿香、竹茹；腹泻者加广木香、黄连、吴茱萸；白细胞下降明显者加锁阳、淫羊藿。

〔制用法〕上药共水煎，每日1剂，分2次服。

〔功　效〕治疗晚期胃肠癌。

人参定喘汤

〔配　方〕人参25克，陈皮（去白）12.5克，甘草12.5克，炒杏仁（去皮尖）25克，木香7.5克。

〔制用法〕用水浓煎至汤稠，饭后服用，每服15克。

〔功　效〕治风寒型咳嗽。

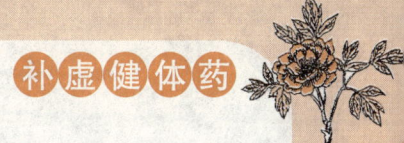

人参瓜蒂散

〔配　方〕瓜蒂12克，人参6克，杜衡12克。

〔制用法〕上药共同捣筛为散，空腹时以热汤服用3克。当吐痰水恶汁为度，吐后煮白粥食。

〔功　效〕肺痈吐脓血。

人参红枣汤

〔配　方〕人参12克，红枣20枚，莲子18克，蜂蜜适量。

〔制用法〕将材料分别洗净，沥干水分；红枣泡发1小时；莲子泡发，去除莲心；将洗净的人参放入砂锅中，熬制人参汁备用；接着将剩下的材料放入人参汁中，武火煮沸，转文火慢熬约2小时，加入蜂蜜调味即可。

〔功　效〕安神生津，大补元气。

双参山楂酒

〔配　方〕人参10克，丹参30克，山楂30克，白酒750毫升。

〔制用法〕将人参、丹参、山楂洗净，切片，放入白酒中，密封浸泡30天即成。每日早、晚各服15毫升。

〔功　效〕治气虚血瘀型冠心病。

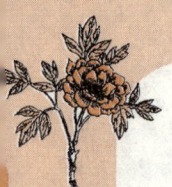

玉竹

本草集解 | 现代研究 | 药膳精选

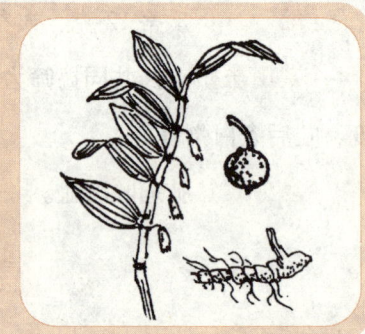

本草集解

释义 玉竹别名葳蕤、地节、尾参、山铃子。它的根横生，似黄精但稍微小些，黄白色，性柔多须。它的叶像竹叶，两两相对。可以采根来种植，很容易繁殖。嫩叶和根都可煮淘食用。

气味 甘，平，无毒。

主治 主中风、中风发热、身体不能动弹，治疗各种虚损。久服可消除面部黑斑，使人容光焕发，面色润泽，轻身不老。（出自《神农本草经》）

疗胸腹结气、虚热、湿毒、腰痛、阴茎中寒，及目痛、眼角溃烂流泪。（出自《名医别录》）

附方

①**导气脉、强筋骨**：二月、九月采葳蕤根，切碎一石，以水二石煮之，从旦至夕，以手烂，布囊榨取汁，熬稠。其渣晒为末，同熬至可丸，丸如鸡头子大。每服一丸，白汤下，日三服。

②发热口干：用葳蕤五两，煎汁饮之。

③小便卒淋：葳蕤一两，芭蕉根四两，水两大碗，煎一碗半，入滑石二钱，分三服。

④惊痫后虚肿：风葳蕤、葵子、龙胆、茯苓、前胡等份，研为末。每服一钱，水煎服。

⑤视物昏花：葳蕤四两，每次取二钱，加水一盏，薄荷二味，生姜一片，蜜少许，同煎至七分，睡前温服，每日一剂。

⑥赤眼涩痛：葳蕤、赤芍药、当归、黄连等份，煎汤熏洗。

⑦感冒：玉竹10克，薄荷10克，桔梗6克，白薇10克，水煎服，每日1剂。

现代研究

【性味归经】性微寒，味甘。入胃、肺经。

【用法用量】内服：10～15克，煎汤、熬膏或入丸散。阴虚热盛者宜生用，而热不甚者宜蒸制用。

【药用成分】本品含铃兰苦苷、铃兰苷、山柰酚苷、槲皮素苷、β-谷甾醇、维生素D、玉竹黏多糖、黏液质及矿物质等。

【药理作用】降血糖，降血脂。

缓解动脉粥样斑块形成，使外周血管和冠脉扩张，防治冠心病。

延长耐缺氧时间。

强心，抗氧化，抗衰老。

有类似肾上腺皮质激素样作用。

【注意事项】玉竹含有强心苷，正在用强心药的病人不宜服用玉竹，会使药效过猛；玉竹性寒，脾胃虚寒泄泻者忌用。玉竹生津润燥，体内有痰湿者忌用。

药膳精选

虚咳方

〔配　方〕玉竹15~30克，猪肉适量。
〔制用法〕玉竹与猪肉同水煎，每日1剂，分早、晚2次服。
〔功　效〕滋阴润肺。适用于虚咳。

心舒方

〔配　方〕玉竹、黄芪、白参（蒸兑）、枳壳、薤白、瓜蒌、麦冬各10克，炒枣仁、丹参、赤芍、川芎各15克，生蒲黄（布包）、地龙各20克。
〔制用法〕每日1剂，水煎，分早、晚2次温服。一般连续治疗30日。
〔功　效〕治疗冠心病、心绞痛。

玉竹麦门冬汤

〔配　方〕麦门冬、玉竹各9克，生甘草3克，沙参6克。
〔制用法〕上药混合后加水500毫升，煮取200毫升，分2次温服。
〔功　效〕疗燥伤胃阴。

玉竹沙参饮

〔配　方〕玉竹、北沙参、石斛、麦冬各15克，乌梅5枚。
〔制用法〕上药煎服取汁，加冰糖适量代茶饮用。
〔功　效〕治便秘。

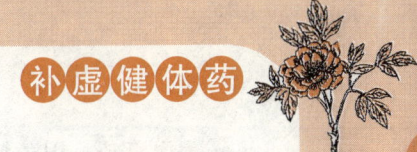

黄精

本草集解　现代研究　药膳精选

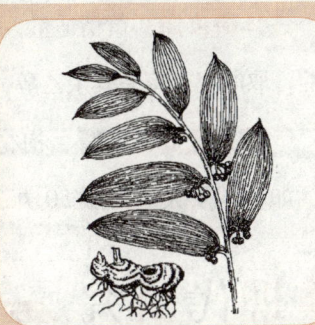

● 本草集解

释义 黄精别名黄芝、仙人余粮。《名医别录》记载：黄精生长在山谷里，二月采根阴干用。陶弘景说：现在到处有本品，二月开始生长，一枝多叶，叶像竹而短。根如鬼臼、黄连，节大不平。性虽燥但柔软有脂，一般方中没有用的，而仙人看重它。根、叶、花、实均可食。

气味 甘，平，无毒。

主治 补中益气，除风湿，安五脏。久服轻身处年不饥。补五劳七伤，助筋骨，耐寒暑，益脾胃，润心肺。

附方

①**补肝明目**：黄精二斤，蔓菁子一斤淘洗，放在一块，九蒸九晒，为末，空腹每次服下二钱，每日二次，可延年益寿。

②**补虚精气**：黄精、枸杞子等份，捣作饼，晒干为末，炼蜜丸梧子大。每汤下五十丸。

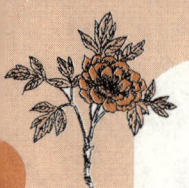

③**大风癞疮**：用黄精根（去皮，洗净）二斤，日中曝令软，纳粟米饭甑中，同蒸至二斗米熟，时时食之。

④**体癣皮癣**：黄精适量，捣碎，以乙醇浸1~2日，蒸馏去乙醇，加水3倍，沉淀，取滤液，蒸去其余乙醇，浓缩至稀糊状，直接涂于患处，每日2次。

⑤**脾胃虚弱**：黄精、枸杞子各等份，捣碎做饼，晒干研细，炼蜜调药成丸，如梧桐子大。每服50丸，开水送下。

现代研究

【性味归经】性平，味甘。入脾、肺、肾经。

【用法用量】内服：10~15克，鲜者30~60克。煎汤、熬膏或入丸散，干品入汤剂宜先煎。外用：适量，煎水洗或以酒、醋泡涂。

【药用成分】含黄精多糖、低聚糖、赖氨酸等11种氨基酸和掌叶防己碱、药根碱、非洲防己碱、黄藤素、黄藤内脂、甾醇、烟酸以及锌、铜、铁等微量元素。

【药理作用】口服黄精可抗环磷酰胺引起的白细胞下降。同时使中性粒细胞吞噬作用增强，溶血空斑计数升高；黄精水煎剂和乙醇提取物可使高脂鼠TC、TG下降，使HDL上升；黄精浸膏对肾上腺素引起的高血糖呈显著抑制使用。

【注意事项】黄精为滋腻之品，痰湿内盛者不可服用，感冒发烧等急证时暂停服用。

药膳精选

黄精茶

〔配　方〕黄精30克，冰糖50克。

〔制用法〕黄精用冷水泡发,加冰糖,用小火煎煮1小时即可。吃黄精,喝汤,每日2次,有滋阴、润心肺的作用。

〔功　效〕治疗咳嗽。

养阴抗痨汤

〔配　方〕黄精、青蒿、白及各20克,百部、夏枯草、九龙草、玄参、麦冬、地骨皮各10克。辨证加减。

〔制用法〕每日1剂,水煎3次分服。

〔功　效〕治疗肺结核。

补脑方

〔配　方〕黄精、玉竹各30克,决明子、川芎各20克,葛根15克,白芷9克,郁金12克,全蝎、细辛各3克。

〔制用法〕每日1剂,水煎分早、晚服。

〔功　效〕治疗紧张性头痛。

黄精煮蛋

〔配　方〕鹌鹑蛋10个,黄精、党参各10克,大枣6枚。

〔制用法〕鹌鹑蛋煮熟备用。黄精、党参、大枣共装纱布袋。所有材料加适量清水,先大火煮开,再小火煮20分钟,然后把煮好的鹌鹑蛋剥壳投入汤中,再煮半小时,吃蛋喝汤。从上一次月经结束到下一次月经开始,每天早上吃1次,月经恢复正常以后也可经常吃。

〔功　效〕主治气血两虚型月经不调。

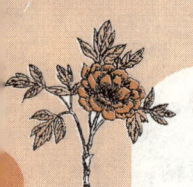

本草纲目

仙茅

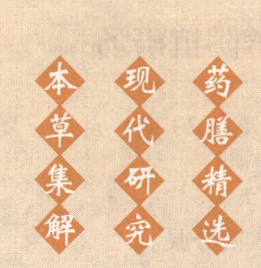
本草集解　现代研究　药膳精选

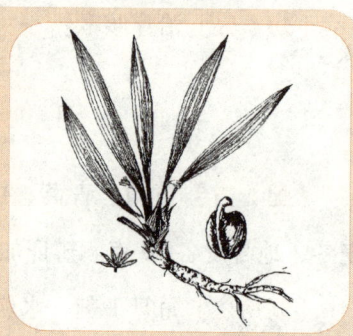

本草集解

释义 仙茅又名独茅根、黄茅参、独脚丝茅。珣曰：其叶似茅，久服轻身，故名仙茅。颂曰：其根独生。始因西域婆罗门僧献方于唐玄宗，故今江南呼为婆罗门参，言其功补如人参也。

气味 辛，温，有毒。

主治 心腹冷气不能食，腰脚风冷挛痹不能行，丈夫虚劳，老人失溺无子，益阳道。久服通神强记，助筋骨，益肌肤，长精神，明目。

治一切风气，补暖腰脚，清安五脏。久服轻身，益颜色。丈夫五劳七伤，明耳目，填骨髓。

附方

①**定喘下气**：白仙茅半两，米泔浸三宿，晒炒；团参二钱半；阿胶一两半，炒；鸡膍胵一两，烧为末。每服二钱，糯米饮空心下，日二钱。

②**老年人遗尿**：取仙茅半两，益智仁四钱，山药六钱，白酒1000毫升。制成仙茅益智仁酒，每次服10～20毫升，早、晚各1次，有较好的强肾缩尿作用。

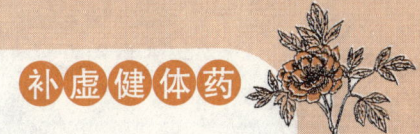

● 现代研究

【性味归经】性热,味辛。入肾、肝、脾经。

【用法用量】内服:3~9克,水煎或泡酒,也可入丸散。

【药用成分】含鞣质4%,脂肪1%及树脂、仙茅苷、仙茅素、石蒜碱等。

【药理作用】本品能增强性腺功能、免疫功能、促进核酸合成。并具有预防骨质疏松、促进骨质生长、抗衰老、抗缺氧、强心、抗心律失常、抗心肌缺血、降压、抗凝血、脑保护、镇静、降血脂、降血糖、祛痰、镇咳、平喘、抗炎、抗菌、抗病毒等作用。

【注意事项】阴虚火旺者不宜使用。本品有毒,过量服用可引起全身出冷汗、四肢厥逆、麻木,甚至昏迷等。

● 药膳精选

仙茅丸

〔配　方〕仙茅、苍术、枸杞子各480克,车前360克,白茯苓、茴香、柏子仁各240克,生地、熟地各120克。

〔制用法〕将仙茅、苍术分别放入淘糯米水中浸5天。仙茅取出刮锉、阴干;苍术取出刮皮、焙干。将制过的仙茅、苍术与枸杞子、车前、白茯苓、茴香、柏子仁、生地、熟地一起研细,加酒煮糊做成丸,如梧桐子大。每次服50丸,饭前温酒送服。每日2次。

〔功　效〕治疗阳痿精寒、腰膝风冷、筋骨痿痹等。

仙茅汤

〔配　方〕仙茅、炙甘草、当归、巴戟天、黄柏、知母、黄精各10克,淫羊藿12克,熟地黄15克,脾肾阳虚者加白术、山药、茯苓;肾虚肝郁者加柴胡、白芍、香附、合欢花；心肾不交者加牡丹皮、浮小麦、大枣；阴虚阳亢者加龙骨、牡蛎、生龟甲。

〔制用法〕水煎服，每日1剂，7日为1个疗程。

〔功　效〕治疗男性更年期综合征。

神秘散

〔配　方〕仙茅15克，阿胶30克，园参0.3克，鸡内金1个。

〔制用法〕将仙茅用米泔水浸3宿，晒干，炒，阿胶、园参、鸡内金共研为末。每用6克，糯米汤调服。

〔功　效〕治疗心肾不足、气逆虚喘。

仙茅酒

〔配　方〕仙茅50克，白酒500克。

〔制用法〕仙茅洗净，装入纱布袋内，扎紧口；将药袋放入白酒中，浸泡7天后，可随量饮用。

〔功　效〕温肾壮阳，适用于肝肾不足之遗精、阳痿、小便不禁等症。

仙茅防风酒

〔配　方〕仙茅、杏叶、防风、淫羊藿根各30克，白酒500毫升。

〔制用法〕将上药泡入酒中。每次服药酒15克，每日2次。

〔功　效〕治疗阳痿。

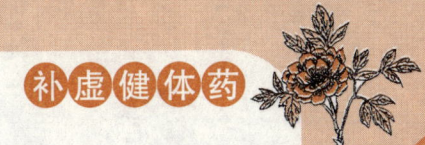

麦冬

药膳精选　现代研究　本草集解

● 本草集解

释义 麦冬又名禹韭、禹余粮、忍冬、不死药、阶前草。李时珍说：古时只有野生的，现多用栽种的，在四月初采根，种于肥沃的黑沙地，每年的六月、九月、十一月上三次肥、耕耘，于夏至前一天挖根，洗净晒干后收藏。种子也能种，只是生长期长。浙江所产的叶片像韭叶有纵纹且坚韧的甚好。

气味 甘，平，无毒。

主治 心腹结气，伤中伤饱，胃络脉绝，羸瘦短气。久服轻身不老不饥。《本经》

疗身重目黄，心下支满，虚劳客热，口干燥渴，止呕吐，愈痿蹶，强阴益精，消谷调中保神，定肺气，安五脏，令人肥健，美颜色，有子。《别录》

附方

①**男女血虚**：取麦冬、生地黄各三斤，取汁熬成膏，加入适量蜂蜜，熬片刻，凉后装入瓶中备用，每天白汤点服。

②**补中益心，悦颜色，安神益气，令人肥健，其力甚驶**：取新麦门冬根

去心，捣熟绞汁，和白蜜。银器中重汤煮，搅不停手，候如饴乃成。温酒日日化服之。

③**消渴饮水**：把大苦瓜捣成汁，泡麦门冬二两，过一夜，麦门冬去心、捣烂，加黄连，研末，做成丸子。每服五十丸，饭后服。一天服两次。两天后当可见效。

④**咽喉生疮**：用麦门冬一两、黄连半两，共研为末，加炼蜜做成丸子，如梧桐子大。每服二十丸，麦门冬煎汤送下。

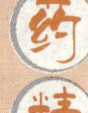

现代研究

【性味归经】性微寒，味甘，微苦。入肺、心、胃经。

【用法用量】内服：煎汤，6～12克；熬膏；或入丸、散。外用：适量，研末调敷，煎汤洗，或鲜品捣汁搽。

【药用成分】本品含甾体皂苷、β-谷甾醇、豆甾醇、高异黄酮类化合物、多种氨基酸、各种类型的多聚糖、维生素A样物质、铜、锌、铁、钾等多种成分。

【药理作用】家兔用50%麦冬煎剂肌内注射（1毫升/千克），能升高血糖；麦冬粉在体外对白色葡萄球菌、大肠杆菌等有某些抗菌作用。

【注意事项】对麦冬过敏者不可食用，过敏表现为恶心、呕吐、心慌、烦躁、全身红斑、瘙痒。

麦冬性寒，风寒感冒、痰湿咳嗽或脾胃虚寒泄泻者忌用。

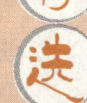

药膳精选

千金门冬汤

〔配　方〕麦冬、桑皮、桔梗、生地黄、半夏、紫菀、竹茹、麻绒、五味子、生姜、甘草。表寒重者去生地黄；有汗者麻绒宜蜜炙；痰多者加瓜蒌、贝母；心烦者加淡竹叶；气虚者加白参；便秘者加白蜜；声嘶者加诃子、枇杷叶。另有法半夏一味，为妊娠之忌药，妊娠初期及燥热之证慎用，妊娠期及寒饮甚者，投之效捷。

〔制用法〕每日1剂，文火水煎分2次口服，5日为1个疗程。

〔功　效〕治疗咳嗽。

麦冬参黄饮

〔配　方〕知母、麦冬、党参各10克，生石膏30克（先煎），元参12克，生地黄18克。

〔制用法〕水煎当茶饮。

〔功　效〕治疗糖尿病。

麦味地黄煎

〔配　方〕麦门冬15克，五味子6克，生地黄30克，冰糖20克。

〔制用法〕上四味加水适量，连煎2次，取汁饮之。日服1次，每日1剂。

〔功　效〕润肺止咳。肺肾阴亏所致之妊娠咳嗽不已。

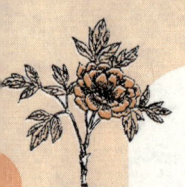

本草纲目

枸杞子

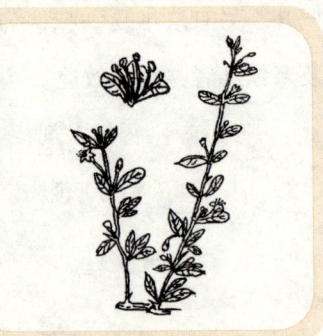

本草集解 · 现代研究 · 药膳精选

本草集解

【释义】 枸杞子也称枸棘、苦杞、天精、羊乳、地骨、甜菜、地辅、地仙、却暑、西王母杖、仙人杖。

时珍说：古代的枸杞产于常山的为上品，其他丘陵阪岸的都可以用。后世只有陕西的为最好，而且又以甘州产的为绝品。其子圆如樱桃，曝干后小而核少，干时也红润甘美，其味如葡萄，可以当作果品吃，与其他地方的不同。

【气味】 苦，寒，无毒。

【主治】 主治五脏内的邪气，中焦热盛而致的消渴及风湿痹证。长期服用，可使筋骨坚硬，身轻体健，延缓衰老，更能耐受寒热。《神农本草经》

能使胸胁郁滞之气下行，治热邪而致的头痛，可补虚损，养阴，通利大小肠。甄权说：能补精气，治各种不足，能使颜面光泽、白发变黑，并能明目安神，使人长寿。《名医别录》

附方

①**补虚去劳，益颜色**：饮枸杞酒，用生枸杞子五升捣破，绢袋装好，浸泡在二斗好酒中，密封勿泄气，十四日后，可服用，勿喝醉。

②**肾虚腰痛**：用枸杞根、杜仲、萆薢各一斤，用三斗好酒浸渍，置于瓮中密封，再在锅中煮一天，任意饮用。

③**补精髓，壮筋骨**：把地骨皮、甘菊花、生地黄各一斤合在一起捣碎，然后加水一石，煮取汤汁五斗，除去药渣，用药汁去煮糯米五斗，放入曲混合搅拌，酿酒，每日饮三碗。

④**黑发，防老轻身**：枸杞子二升（在十月的壬癸日，面翰东方采摘），浸泡在二升好酒中，贮藏在瓷瓶中二十一天，加入生地黄汁三升，拌匀后密封收藏，直到立春前三十天开启瓷瓶，每天饭前空腹温服一盏。到立春后头发就能变黑，服药期间不可食用芜荑、葱、蒜等食物。

⑤**面部黑斑、疱疹**：枸杞子、龙眼肉各100克，用井水1000毫升，入砂锅慢慢熬之，渐渐加水煮至枸杞子无味，去渣，再用慢火熬成膏，取出，瓷罐收贮。不拘时频服，每次5～10克，用温酒10～15毫升送下。

● 现代研究

【性味归经】性平，味甘。入肝、肾、脾经。

【用法用量】内服：煎汤，5～15克。或入丸、散、膏、酒剂。

【药用成分】参萝卜素、维生素B_1、维生素B_2、维生素C、烟酸及β-谷甾醇。

【药理作用】本品具有促进与调节免疫功能、促进造血、抗氧化、抗衰老、抗疲劳、抗缺氧、抗辐射、升高白细胞、保肝、降血脂、抗动脉粥样硬化、降血糖、降压、抗突变、抗肿瘤、抗菌等作用。

【注意事项】有酒味的枸杞子已变质，不可食用；正在感冒发烧、身体有炎症、腹泻的人最好别吃。

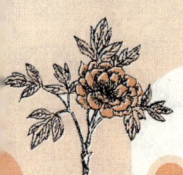

药膳精选

枸杞龙眼膏

〔配　方〕枸杞子、龙眼肉各2500克。

〔制用法〕上2味用新汲长流水50斤,以砂锅桑柴火慢慢熬之,渐渐加入水煮至枸杞龙眼无味,方去渣,再慢火熬成膏,取起,瓷罐收存。不拘时,顿服二三匙。

〔功　效〕安神养血,滋阴壮阳,益智,强筋骨,泽肌肤,驻颜色,久服强身延年。

枸杞合冬茶

〔配　方〕枸杞子15克,百合、麦冬各10克,川贝母、知母各5克。

〔制用法〕用清水煎煮2次,每次40分钟以上,合并药汁,分早、中、晚服用。

〔功　效〕治疗肺炎。

枸杞子嚼服方

〔配　方〕枸杞子15克。

〔制用法〕枸杞子嚼碎咽下,连服1个月为1个疗程,一般服至精液常规转正常后再服药1个疗程,服药期间适戒房事。

〔功　效〕补肾益精。适用于男性不育症。(婚后3年以上不育,排除女方不孕,以男性精液异常为诊断标准)。

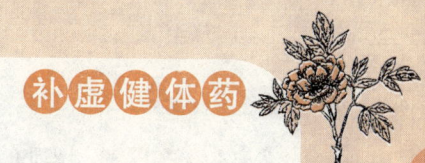

熟地黄

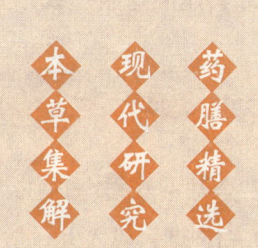
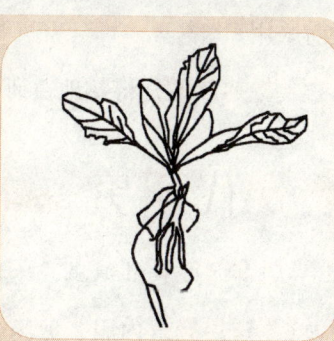

● 本草集解

释义 别名熟地、大熟地。时珍曰：近时造法：拣取沉水肥大者，以好酒入缩砂仁末在内，拌匀，柳木甑于瓦锅内蒸令气透，晾干。再以砂仁酒拌蒸晾。如此九蒸九晾乃止。盖地黄性泥，得砂仁之香而窜，合和五脏冲和之气，归宿丹田故也。

气味 甘，微苦，无毒。

主治 填骨髓，长肌肉，生精补血，滋补五脏。治内伤引起的虚弱，通血脉，利耳目，黑发须，治男子五劳七伤、女子伤中气、子宫出血、月经不调、产前产后百病。滋肾水，补阴，去脐腹急痛。病后胫股酸痛，不能久坐，双眼模糊。

附方

①妊娠滞治、下血不止：用生地黄、熟地黄等份，为末。每服半两，白术、枳壳煎汤，空心调下，日二服。

②虚劳困乏：地黄一石，取汁，酒三斗，搅匀煎收，日服。

③**滋养气血**：当归（酒浸，炒）、川芎、白芍药、熟地黄（酒蒸）各等份，将上药共研为粗末，每服三钱，水一盏半，煎至八分，去渣热服，空腹饭前服用。

④**吐血咳嗽**：将熟地黄研为末，用酒送服一钱，一天三次。

现代研究

【性味归经】性微温，味甘。入肝、肾经。

【用法用量】内服、煎汤，9～15 克，或入丸、散。

【药用成分】本品含地黄苷、梓醇、地黄素、焦地黄素、焦地黄内酯、多种氨基酸（不含赖氨酸，含量均较少）、糖类（单糖为鲜地黄的 2 倍以上）、琥珀酸、亚油酸等。

【药理作用】熟地黄水煎剂可促进贫血动物红细胞、血红蛋白恢复，加快造血干细胞、骨髓红系造血祖细胞的增殖、分化作用；能显著抑制肝脏出血性坏死及单纯性坏死；对高脂食物引起的高脂血症、脂肪肝及大鼠内毒素引起的肝静脉出血症，均有抑制血栓形成的作用；地黄醚溶性物质可使小鼠溶血空斑细胞减少。

【注意事项】脾胃虚弱，气滞痰多，腹满便者忌服。气服之人，能窒碍胸膈，用宜斟酌。长期大量服用熟地黄易引起水肿，应及时调整用量，遵从中医师的嘱咐。

药膳精选

地黄百合茶

〔配 方〕熟地黄、生地黄、当归、麦冬各 9 克，百合 12 克，白芍、桔梗、贝母各 6 克，玄参、甘草各 3 克。

〔制用法〕水煎当茶饮，适用于肺肾引起的咳嗽气喘、痰中带血、咽喉燥痛、头晕目眩等。

〔功　效〕治疗咳嗽。

降糖汤

〔配　方〕熟地黄25克，枸杞子、怀山药、山茱萸、天花粉、丹参各15克，赤芍20克，熟附子4克，肉桂2克，黄连6克，女贞子12克，菟丝子30克。阴虚热甚者去附子、肉桂，加龟甲20克，麦冬15克。

〔制用法〕水煎服，每日1剂，分2次服。30日为1个疗程。

〔功　效〕治疗慢性肾小球肾炎蛋白尿。

地黄醴

〔配　方〕大怀熟地240克，枸杞子120克，沉香3克，白酒2000毫升。

〔制用法〕将大怀熟地、枸杞子烘晒干，去润气，与沉香共入酒中，浸泡10日后即可使用。每日2次，每次15~30毫升。

〔功　效〕功益精血。男、妇精血不足、营卫不充等。

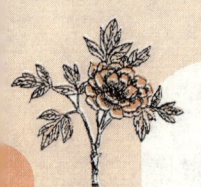

本草纲目

方药精选

何首乌

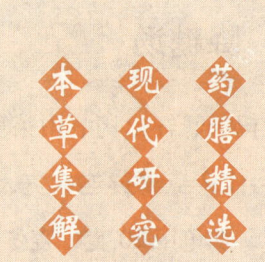

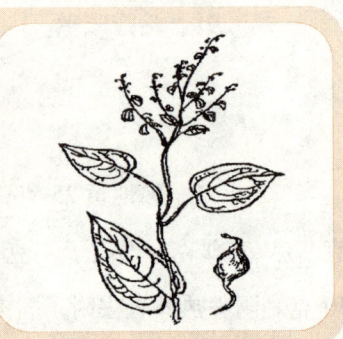

● 本草集解

释义 别名交藤、夜合、地精。苏公布说：何首乌本来自产顺州南河县，现在到处有，岭外江南各州都有，以西洛、嵩山及河南柘城县的为好。春长苗，蔓生附于竹子、树木、墙壁间，茎紫色。叶与叶相对如山药，但不光泽，夏秋开黄白花，如葛勒花，结子在棱，似荞麦面细小，只如粟米大。秋冬挖根，大的如拳头，各有五棱瓣，似小甜瓜，有赤白二种。赤色的为雄，白色的为雌。还有的讲，春天采根，秋天采花，九蒸九晒，才可服食。

气味 苦，涩，微温，无毒。

主治 "久服延年耐寒。入肾为君，涩精，坚肾气，止赤白，便浊，缩小便；入血分，消痰毒。治赤白癜风，疮疥顽癣，皮肤瘙痒。"

"养血益肝，固精益肾，健筋骨，乌髭发，为滋补良药。不寒不燥，功在地黄、天门冬诸药之上。"

主瘰疬，消痈肿，疗头面风疮，五痔，止心痛，益血气，黑髭鬓，悦颜色。

附方

①**宽筋治损**：何首乌十斤，生黑豆半斤（同煎熟），皂荚一斤（烧存性），牵牛十两（炒取头末），薄荷十两，木香、牛膝各五两，川乌头（炮）二两，为末，酒糊丸梧子大。每服三十丸，茶汤下。

②**疥癣满身**：何首乌、艾叶等份，水煎浓汤洗浴。甚能解痛，生肌肉。

③**皮里作痛**：取何首乌末、姜汁调成膏涂搽，搽后用布包住，以火烘鞋底熨按。

④**大风疠疾**：何首乌大而有纹者一斤，米泔浸一七，九蒸九晒，胡麻四两，九蒸九晒，为末，每酒服二钱，日服二次。

现代研究

【**性味归经**】熟何首乌：性微温，味甘，涩。生何首乌：性平，味甘，苦。入肝、肾经。

【**用法用量**】内服：10～30克，煎汤，熬膏，浸酒，入丸散。外用：适量，煎汤洗，研末撒或调敷。补益精血当用制首乌，截疟、解毒、润肠通便宜用生首乌，鲜首乌的解毒润肠作用较生首乌更佳。

【**药用成分**】何首乌含有卵磷脂以及蒽醌衍生物大黄酚、大黄素、大黄酸、大黄素甲醚、洋地黄蒽醌、食用大黄甙、均二苯烯化合物2，3，5，4'-四羟基二苯乙烯-2-O-β-D-葡萄糖苷。还有钙、铁、锌、锰、铜、锶、镍等。

【**药理作用**】兴奋心脏、减慢心率及增加冠脉流量，抗心肌缺血。

对胆固醇升高有抑制作用，降血脂，抗动脉硬化，降血糖。

保肝，减轻肝损伤。

增强免疫功能，抗衰老，健脑益智。

抑菌、抗病毒，促进红细胞生成。

生品促进肠蠕动，有泻下作用，炮制后则泻下作用减弱。

【注意事项】外感风寒及脾虚泄泻者应忌服何首乌。此外，何首乌在煎制时禁选用铁器。

药膳精选

首乌交藤茶

〔配　方〕制首乌15克，夜交藤、酸枣仁、大枣各10枚。
〔制用法〕用清水煎煮后，分早晚服用，有补肾安神的功效。
〔功　效〕治疗神经衰弱。

首乌散

〔配　方〕何首乌30克，黄精、枸杞子各20克，生地黄、女贞子、白鲜皮各15克，苦参、地肤子、紫草各10克，甘草6克。
〔制用法〕每日1剂，水煎分3次服。
〔功　效〕治疗脂溢性皮炎。

首乌鸡蛋汤

〔配　方〕何首乌100克，鸡蛋2个，水500毫升。
〔制用法〕将何首乌、鸡蛋加水同煮，蛋熟去壳后再煮，将水煎至1碗，去渣，加调料，饮汤食蛋。每日1剂，连服15~20日。
〔功　效〕治疗脱发、便秘。

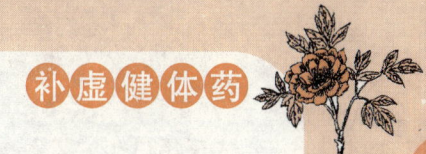

补骨脂

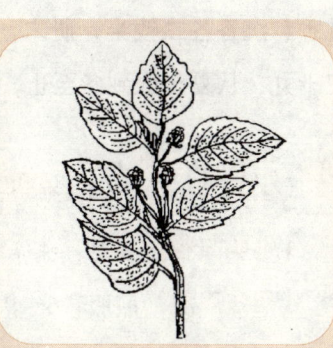

药膳精选 现代研究 本草集解

● 本草集解

释义 别名胡韭子、胡故子、黑放子。《大明》曰：徐表《南州记》云：是胡韭子也。南番者色赤，广南者色绿，入药微炒用。

气味 平，大温，无毒。

主治 治五劳七伤、肾虚滑精等。甄权谓：能逐寒湿，治疗腰膝冷痛、风湿顽痹，并缩尿，祛腹中寒气。《开宝本草》

助阳，明目。《日华诸家本草》

有通命门、暖丹田、敛精神的作用，并治肾虚泄泻。（李时珍）

附方

①**男女虚劳**：男子女人五劳七伤，下元久冷，一切风病，四肢疼痛，驻颜壮气，乌髭须。补骨脂一斤，酒浸一宿，晒干，却用乌油麻一升和炒，令麻子声绝，簸去，只取补骨脂为末，醋煮面糊丸如梧子大。每服二三十丸，空心温酒、盐汤送下。

②**阳痿**：用补骨脂一两，核桃仁、杜仲各四钱。共研细末，每服9克，每日2次。

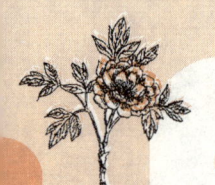

③牙痛日久，肾虚也：补骨脂二两，青盐半两，炒研擦之。

④下元虚冷：炒补骨脂、酒蒸菟丝子各四两，胡桃肉一两去皮，没药、乳香、沉香各二钱半，研末，做丸如梧子大，每次空腹以盐汤或温酒送服二三十丸，从夏至服到冬至止，每天一剂，以壮筋骨，益元气。

● 现代研究

【性味归经】性温，味辛、苦。入肾、脾经。

【用法用量】煎服，6~9克；外用适量。盐炙补骨脂，可使挥发油含量降低，辛燥之性减弱。

【药用成分】本品含紫云英苷、补骨脂双氢黄酮、异补骨脂双氢黄酮、补骨脂乙素、补骨脂查耳酮、补骨脂异黄酮、补骨脂素、白芷素、花椒毒素、皂苷、挥发油、多糖、脂肪酸及铅、锌、硒等多种无机元素。

【药理作用】补骨脂乙素具有明显的扩张冠状动脉，增加冠脉血流量，增强心肌收缩力，提高心脏功率的作用；补骨脂素能收缩子宫、缩短凝血时间，减少出血量而达止血的作用；补骨脂中多种成分有抗肿瘤作用，异补骨脂查耳酮对小鼠肉瘤 S_{180} 有抑制作用；补骨脂粗制剂有致光敏作用，内服或局部用药后，使皮肤对紫外线照射敏感，易出现色素沉着。

【注意事项】补骨脂温补助阳，阴虚火旺引起的眼红、口苦、遗精、尿血、大便干燥、小便短涩等症者不宜服用，湿热伤筋引起乏力者，忌用。单独使用补骨脂会刺激胃肠黏膜，引起腹痛、恶心、呕吐等症状。

补骨脂不可与寒凉性质的药材和食物共用，以免降低药效。

● 药膳精选

小儿遗尿方

〔配　方〕补骨脂适量。

〔制用法〕取补骨脂适量放入锅内炒15分钟，至发出爆声，取出研细末

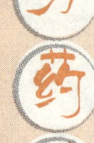
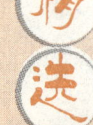

备用。每晚睡前用温开水吞服，3～9岁服2克，10～14岁服3克。病程在1年左右的连服1周，病程在5年以上的每天早、晚睡前各加服1次，连服2周。

〔功　效〕补肾助阳。适用于小儿遗尿。

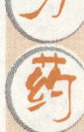
骨脂多味茶

〔配　方〕补骨脂、桑葚、何首乌各15克，泽泻、泽兰各12克，菊花、荷叶、决明子、枳壳、番泻叶各10克。

〔制用法〕水煎当茶饮，有减肥作用，且不伤身。

〔功　效〕治疗便秘。

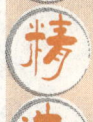
补肾活血方

〔配　方〕补骨脂、淫羊藿、阿胶、怀牛膝各20克，桑寄生、黄芪、熟地黄、鸡血藤各30克，丹参、当归、山茱萸、仙鹤草各10克，地龙15克。并随症加减。

〔制用法〕每日1剂，水煎早、晚分服，连服3个月。

〔功　效〕治疗膝骨关节炎。

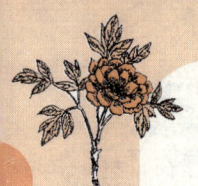

本草纲目

女贞子

药膳精选 现代研究 本草集解

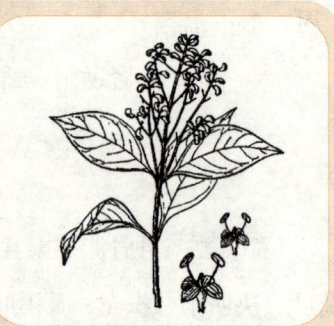

方药精选

● 本草集解

释义 冬青子、白蜡树子。女贞子为木犀科植物女贞的干燥成熟果实，冬季果实成熟时采收，除去枝叶，稍蒸或置沸水中略烫后，干燥或直接干燥。

气味 苦，平，无毒。

主治 "主补中，安五脏，养精神，除百疾。"

"强阴，健腰膝，变白发，明目。"

"女贞实，因入血海益血，而和气上荣。"

"黑发黑须，强筋强力，多服补血祛风。"

附方

①**补肾滋阴**：取女贞子，去梗叶，在酒中浸一日夜，擦去皮，晒干，研为末，待旱莲黄出时，采数石，捣汁熬浓，与末和做成梧子大丸。每夜服百丸。酒送下。

②**风热赤眼**：冬青子不以多少，捣汁熬膏，净瓶收固，埋地中七日。每用点眼。

③虚损白病：用女贞实（十蒸透晒干）一斤四两，旱莲草（五月采集，阴干）十两，研成末；桑葚子（三月采集，阴干）十两，研成末，共同用蜜炼制成丸，大小如梧子，每次服七八十丸，用淡盐水送服。

④口疮，舌肿胀出：取女贞叶捣汁含浸在嘴里至吐涎即效。

⑤肝肾阴虚型高血压：女贞子三钱，决明子半两，枸杞子二钱，菟丝子三钱，金樱子二钱，沙苑子三钱，桑葚子三钱。用水煎服，每日1剂。

现代研究

【性味归经】性凉，味甘，苦。入肝、肾经。

【用法用量】煎服，6～12克，或入丸剂。补肝肾剂熟用。

【药用成分】果实含齐墩果酸、甘露醇、葡萄糖、硬脂酸、油酸、亚油酸。果皮含齐墩果酸、乙酰齐墩果酸、熊果酸。种子含脂肪油。

【药理作用】本品具有增强免疫功能、升高白细胞、抗突变、抑制变态反应、降血糖、降血脂、抗动脉粥样硬化、强心、增加冠脉流量、调节内分泌、保肝、抗衰老、抗氧化、抗癌、抗炎、降压、利尿、止咳、缓泻及抑菌等作用。

【注意事项】脾胃虚寒泄泻及阳虚者禁服。

药膳精选

女贞五味茶

〔配　方〕女贞子15克，五味子、黄芪、太子参、茵陈各10克。

〔制用法〕用清水煎煮2次，分早中晚服用，有滋补肝肾、保护肝脏的功效。

〔功　效〕治疗慢性肝炎。

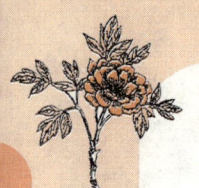

二子菊花饮

〔配　方〕女贞子、枸杞子各15克，菊花10克。

〔制用法〕将女贞子、枸杞子放入加水的锅中，煎水饮。

〔功　效〕补肝肾、明目。用于肝肾阴虚，眼目干涩，视物昏花，或视力减退。

养阴清热汤

〔配　方〕女贞子、蒲公英、生山楂、旱莲草、虎杖各20克，生地黄12克，白花蛇舌草、丹参各30克，黄芩10克，鱼腥草15克，龙胆草、柴胡、生甘草各5克。随症加减：便秘者加生大黄；月经不调者加益母草。

〔制用法〕每日1剂，水煎服。每晚将中药第三煎湿敷面部30分钟，10日为1个疗程。

〔功　效〕治疗中年女性痤疮。

女贞子枣茶

〔配　方〕茶叶60克，女贞子10克，干枣10克。

〔制用法〕先把上述药材烘干，然后将其粉碎制成颗粒。取适量的颗粒放入杯中，以清水冲泡饮用即成。

〔功　效〕此方益寿健体、明目，适宜于眼目昏糊、阴虚便秘等患者食用。

菟丝子

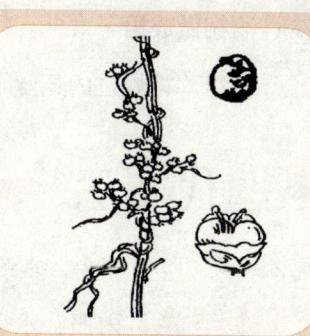

药膳精选 现代研究 本草集解

● 本草集解

释义 别名菟缕、火焰草、金钱草。时珍曰：按宁献王《庚辛玉册》云：火焰草即菟丝子，阳草也。多生荒园古道。其子入地，初生有根，及长延草物，其根自断。无叶有花，白色微红，香亦袭人。结实如秕豆而细，色黄，生于梗上尤佳，惟怀孟林中多有之，入药更良。

气味 辛，甘，平，无毒。

主治 续绝伤，补不足，益气力。（出自《神农本草经》）

养肌强阴，坚筋骨，主茎中寒，滑精，小便余沥不尽，口苦烦渴，血寒瘀积。（出自《名医别录》）

补五劳七伤，治鬼交泄精，尿血，润心肺。（出自《日华诸家本草》）

附方

①身面卒肿大：用菟丝子一升。酒五升，渍二三宿。每饮一升，日三服。不消再造。

②肝伤目暗：菟丝子三两，酒浸三日，暴干为末，鸡子白和丸梧子大。

空心温酒下三十丸。《圣惠方》

③**白浊遗精**：取菟丝子五两、白茯苓三两、石莲肉二两，共研为末，加入少许酒糊做成梧子大丸。每服三十至五十丸，空腹用盐汤送服。

④**癣疮**：将炒过的菟丝子，研成细末，加入适量油调匀后敷在疮上即可。

● 现代研究

【**性味归经**】性平，味辛、甘。入肝、肾、脾经。

【**用法用量**】内服：水煎，6~15克。或入丸、散，3~6克。外用：适量，炒研调服。

【**药用成分**】菟丝子含树脂苷、糖类及 Ca、Cr、Mr、Fe、Ni、Zn 等微量元素。

【**药理作用**】使子宫增重，并能兴奋子宫。

助阳，增强性活力。

保肝明目，延缓白内障的发展，并有一定治疗作用。

增强心肌收缩力，降低血压，抑制肠运动，抑菌，抗肿瘤等。

现代用于治疗习惯性流产、先兆流产、阳痿、带状疱疹、白癜风和痤疮等。

【**注意事项**】本品虽平补阴阳，但仍偏补阳，且带涩性，故阴虚火旺而见大便燥结、小便短赤者不宜服用。

● 药膳精选

痤疮方

〔配　方〕菟丝子（或藤）适量。

〔制用法〕鲜菟丝子或藤捣烂，外敷患处，每日换药1次。

〔功　效〕适用于疣。

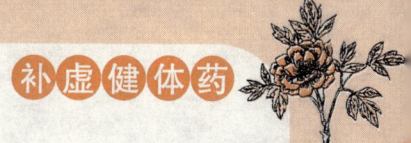

生精汤

〔配　方〕菟丝子、枸杞子、当归、淫羊藿、何首乌、熟地黄各12克，桑葚子、车前子、覆盆子、香附各10克，党参15克，水蛭6克，甘草8克。

〔制用法〕水煎服，每日1剂。1个月为1个疗程，每疗程间隔3日，2个疗程后统计疗效。

〔功　效〕治疗精子稀少不育症。

止液汤

〔配　方〕菟丝子、女贞子、炒白术、茯苓、白芍、生山楂各15克，青皮、郁金各12克，柴胡9克，生麦芽、生牡蛎各30克，炮穿山甲（代）10克。溢液清稀如清水样，乳房结块不明显者，去穿山甲（代）、生牡蛎，加薏苡仁30克，芡实15克；溢液黏稠，色黄加脓有炎症者，去菟丝子、女贞子，加皂角刺、蒲公英各30克，连翘15克；溢液血性者，加旱莲草、牡丹皮各15克；溢液如乳汁者，白芍增至45克，生麦芽增至60克。

〔制用法〕每日1剂，水煎2次分服，连服3个月。

〔功　效〕治疗良性乳头溢液。

淫羊藿

本草集解 / 现代研究 / 药膳精选

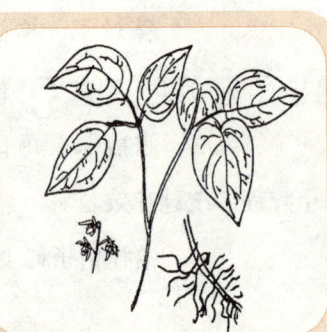

本草集解

释义 别名钢丝草、刚前、千两金。弘景曰：服之使人好为阴阳，西川北部有淫羊，一日普遍合，盖食比藿所致，故名。

气味 辛，寒，无毒。

主治 治阴痿绝伤，阴茎疼痛。能利小便，益气力，强志。（出自《神农本草经》）

坚筋骨。消瘰疬赤痈，外洗杀虫疗阴部溃烂。男子久服，有子。（出自《名医别录》）

治男子亡阳不育，女子亡阴不孕，老人昏耄，中年健忘，一切冷风劳气，筋骨挛急，四肢麻木。能补腰膝，强心力。（出自《日华诸家本草》）

补肾虚，助阳。治偏风手足不遂，四肢皮肤不仁。（出自《医学入门》）

附方

①**半身不遂**：仙灵脾一斤，锉细装绢袋中，放在容器里，用无灰酒二斗浸泡，封口，春、夏季泡三天，秋、冬季则泡五天，每日温饮使人有醉意，

但不能大醉，没有不效验的。

②**阳痿、遗精早泄、肢冷畏寒**：鲜淫羊藿250克，将上药加清水适量，煎煮30分钟，去渣取汁，与2000毫升开水一起倒入盆中，先熏蒸阴部，待温度适宜时泡洗双脚，每日早、晚各一次，每次熏泡40分钟。10天为1个疗程。

③**目昏生翳**：淫羊藿、生王瓜（即红色的小瓜蒌）各等份，研为细末。口二服，每服一钱，茶水送服。病后青盲（适合初病阶段，久病效果不好）淫羊藿一两、淡豆豉一百粒，水一碗半，煎成一碗，一次服完。

④**小儿夜盲症**：仙灵脾根、晚蚕蛾各半两，灸甘草、射干各二钱半，研末；羊肝一副切开，掺药末二钱，扎紧；黑豆一合，米泔水一盏，共煮熟，分二次吃，用汤送服。

⑤**痘疹入目**：仙灵脾、威灵仙等份，为末。每服五分，米汤下。

● 现代研究

【性味归经】性温，味辛。入肝、肾经。

【用法用量】煎服，5~10克。或入丸、散、酒剂。

【药用成分】本品主要含淫羊藿苷等黄酮苷、总黄酮、甾醇、多糖、生物碱、挥发油、维生素E、鞣质、脂肪酸等成分。

【药理作用】本品能增强性腺功能、增强免疫功能、促进核酸合成。并具有抗骨质疏松、促进骨质生长、抗衰老、抗缺氧、强心、抗心律失常、抗心肌缺血、降压、抗凝血、脑保护、镇静、降血脂、降血糖、祛痰、镇咳、平喘、抗炎、抗菌、抗病毒等作用。

【注意事项】凡阴虚火旺、五心顺热、性欲亢进者忌服。

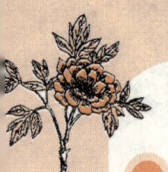

● 药膳精选

淫羊藿山楂茶

〔配　方〕淫羊藿、山楂各10克，川芎5克。

〔制用法〕水煎当茶饮，有补肾活血、降低血脂的功效。

〔功　效〕治疗高脂血。

健腰方

〔配　方〕淫羊藿、赤芍、川芎、延胡索、独活、地龙、蜂房各15克，桑寄生、女贞子、川牛膝、鸡血藤、木瓜各12克，蜈蚣2条，桃仁10克。气血虚弱者加黄芪25克。

〔制用法〕每日1剂，水煎，黄酒少许为引，分早、晚2次内服。

〔功　效〕治疗腰椎间盘突出症。

淫羊藿茶

〔配　方〕淫羊藿10克。

〔制用法〕开水浸泡淫羊藿，每日当茶饮。

〔功　效〕骨质疏松者。

甘草

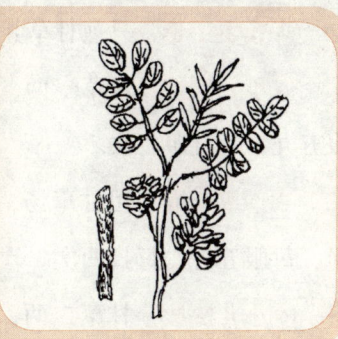

本草集解 现代研究 药膳精选

本草集解

释义 别名蜜草、美草、国老。《名医别录》记载：甘草生长在河西川谷积沙山及上郡。二月、八月的黄道吉日采根，曝晒十天。陶弘景说：河西上郡现在通商贸易。现今的甘草出产自蜀汉中，大多是从汶山诸地采来。苏颂说：今陕西、河东等州郡都出产甘草。春天生长，变一二尺，叶如槐叶，七月开紫花像奈冬，结的果实作角状如毕豆一般。

气味 甘，平，无毒。

主治 五脏六腑寒热邪气，坚筋骨，长肌肉，倍气力，金疮𤷎，解毒。久服轻身延年。

温中下气，烦满短气，伤脏咳嗽，止渴，通经脉，利血气，解百药毒，为九土之精，安和七十二种石，一千二百种草。

附方

①冻疮发烈：甘草汤洗之，次以黄连、黄檗、黄芩末，入轻粉、麻油调敷。

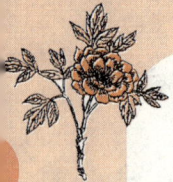

②**肺热喉痛**：甘草（炒）二两，桔梗一两（在水中浸泡一夜，每服用药五钱），以一盏半（适量）水加阿胶半片，煎服。

③**饮馔中毒**：只煎甘草荠苨汤，入口便活。

④**小儿羸瘦**：甘草三两，炙焦为末，做成绿豆大小的蜜丸，每次用温水服五丸，每日服二次。

⑤**伤寒咽痛**：用甘草汤，取甘草二两，蜜水炙过，加水二升，煮成一升半，每服五合，每日两次。

⑥**小儿热咳**：甘草二两，猪胆汁浸五宿，炙研末，蜜丸绿豆大，食后薄荷汤下十丸。名凉膈丸。

● 现代研究

【性味归经】性平，味甘。入脾、胃、肺、心经。

【用法用量】内服：3～10克，大剂量可用至15～30克，煎汤，或入丸、散、膏剂。外用：适量，研末调敷，或熬膏涂。泻火解毒宜生用，补气缓急宜炙用。

【药用成分】甘草含甘草甜素，即甘草酸、甘草次酸、甘草黄甙、异甘草黄甙、甘草素、异甘草素、光甘草烯、7-甲氧基香豆精、伞形花内酯、阿魏酸、芥子酸及菊糖苷酸皂甙等。

【药理作用】甘草具有非特异性的免疫增强和类似盐皮质激素去氧皮质酮作用；有抗溃疡作用，能抑制胃酸分泌，缓解胃肠平滑肌痉挛，并能镇痛；具有祛痰、镇咳、平喘作用；还能抗心律失常、保肝、降血脂、抗菌、抗病毒、抗过敏等作用。

【注意事项】肾病、高血压、水肿、充血性心力衰竭患者慎用；痢疾初作、醛固酮增多症、低钾血症患者禁用。

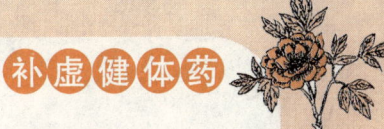

● 药膳精选

甘草桑白茶

〔配　方〕生甘草（体质虚弱者用炙甘草）12克，百部、桔梗、鱼腥草、沙参、桑白皮各10克，陈皮5片。

〔制用法〕每日1剂，水煎当茶饮。

〔功　效〕治疗咳嗽。

凉膈丸

〔配　方〕甘草60克。

〔制用法〕用甘草在猪胆汁中浸5天，取出炙后研细，和蜜做成如绿豆大的药丸。每次服10丸，饭后服，薄荷汤送下。

〔功　效〕治疗小儿热咳。

甘草饮

〔配　方〕人参、炙甘草、炙厚朴各60克，干姜120克，白术60克。

〔制用法〕上药混合后以水300毫升，煮取90毫升，过滤去渣，分3次温服。

〔功　效〕痛闷吐利，冷气乘心。

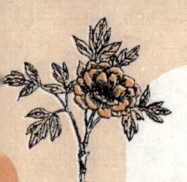

本草纲目

白术

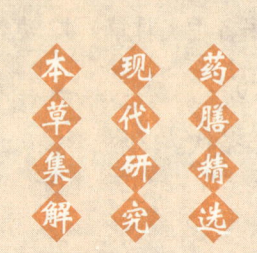

本草集解　现代研究　药膳精选

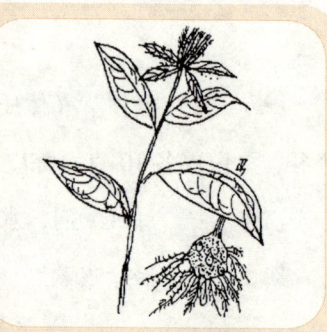

本草集解

释义 别名山蓟、山姜、山连、马蓟。是菊科植物白术的干燥根茎。列为《本经》上品。古人对白术的延寿功效推崇备至，早在《神农本草经》就有记载，白术"作煎饵久服，轻身延年不饥。"

气味 甘，温，无毒。

主治 风寒湿痹，死肌痉疸，止汗除热消食。作煎饵，久服，轻身延年不饥。《本经》

主大风在头面，风眩头痛，目泪出，消痰水，逐皮间风水结肿，除心下急满，霍乱吐下不止，利腰脐间血，益津液，暖胃消谷嗜食。《别录》

治心腹胀满，腹中冷痛，胃虚下利，多年气痢，除寒热，止呕逆。（甄权）

附方

①**小儿久泻**：用白术（炒）二钱半，半夏曲二钱半，丁香半钱，为末，姜汁面粉丸黍米大，每米饮随大小服之。

②脾虚盗汗：白术四两，切片，以一两与黄芪炒，一两同牡蛎炒，一两同石斛炒，一两同麦麸炒，将白术拣出，研末，每服三钱，食用粟料汤下。每日三次。

③中风心禁，不知人事：白术四两，酒三升，煮取一升，顿服。

④风湿痛：白术一两，加酒三盏，煎成一盏，一次性服完。对于不喝酒的人，也可以用水送服。

⑤产后中寒：全身寒冷强直，口不能言，不识人，用白术四两，泽泻一两，生姜五钱，水一升，煎服。

⑥胸膈烦闷：白术末，水服方寸匕。

现代研究

【性味归经】性温，味苦、甘。入脾、胃经。

【用法用量】内服：煎汤3～15克；熬膏或入丸、散。利水消肿，固表止汗，除湿治痹宜生用；健脾和胃宜炒用。

【药用成分】本品含苍术醇、苍术酮、芹子烯、白术内酯、白术三醇、多种氨基酸等。

【药理作用】有明显而持久的利尿作用。

保肝，防止肝糖减少；扩张血管，对心脏呈抑制作用。

对消化系统应激性溃疡有抑制作用。

增强免疫力和耐力，强壮身体；对子宫平滑肌兴奋性收缩有明显抑制作用。

降血糖，并且有轻度的降压作用。

【注意事项】白术易伤阴，阴虚内热或津液不足者不宜用。

白术不得与寒凉性质的白菜、梨等共同食用，性相反，药效降低。也不可与过于燥热的食物，如大蒜共同食用。

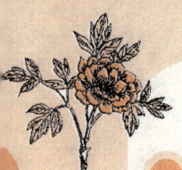

药膳精选

消肠方

〔配　方〕白术30~60克。

〔制用法〕白术水煎，早、晚2次分服，每日1剂。

〔功　效〕健脾益气，润肠通便。适用于顽固性便秘，尤适用于气阴两虚证。

白术丸

〔配　方〕白术、芍药各30克。

〔制用法〕白术、芍药（冬月不用芍药，用肉豆蔻，如有便泄者，炒用），共研为末，以粥为丸。

〔功　效〕治疗脾虚泄泻。

白术汤

〔配　方〕白术18克，黄芩9克，赤芍药12克。

〔制用法〕上药研末，用水煎，分3次服。

〔功　效〕妊娠腹痛。

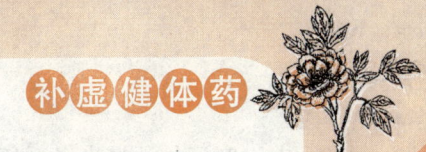

肉苁蓉

药膳精选　现代研究　本草集解

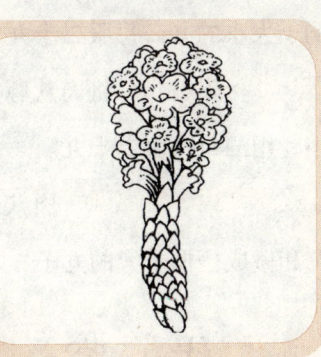

● 本草集解

释义 别名大芸、寸芸、苁蓉。弘景曰：代郡雁门属并州，多马处便有之，言是野马精落地所生。生时似肉，以作羊肉羹补虚乏极佳，亦可生啖。芮芮河南间至多。今第一出陇西，形扁广，柔润多花而味甘。次出北国者，形短而少花。巴东建平间亦有，而不佳也。

气味 甘，微温，无毒。

主治 有补中、助阳、养五脏、益精气作用，用于五劳七伤。并除茎中寒热疼痛，久服轻身。《神农本草经》

能止痢，除膀胱邪气及腰痛。甄权说：有壮阳，益髓，延年益寿及使面色红润之功，并疗崩漏。《名医别录》

有滋五脏，生肌肉，暖腰膝之效，用于男子阳衰不育、遗精遗尿；女子阴衰不孕，带下阴痛。《日华诸家本草》

附方

①**汗多便秘**：老人虚人皆可用。肉苁蓉酒浸焙二两，研沉香末一两，为

末，麻子仁汁打糊，丸梧子大。每服七十丸，白汤下。

②**食多不胖**：肉苁蓉、山茱萸、五味子等份，共研为末，加蜂蜜做成梧桐子大小的丸。每服二十丸，盐酒送服。

③**消中易饥**：将肉苁蓉、山茱萸、五味子等研为末，和蜜为丸如梧子大小，用酒每次服二十丸。

④**肾虚小便混浊**：肉苁蓉、鹿茸、山药、白茯苓等份，研为末，加米糊调和做成梧桐子大的丸子，每次用枣汤送服三十丸。

现代研究

【性味归经】性温，味甘、咸。入肾、大肠经。

【用法用量】煎服，6~9克；单用大剂量煎服，可用至30克。

【药用成分】本品含甜菜碱、胡萝卜苷、三十烷醇、咖啡酸糖脂、甘露醇、硬脂酸、紫丁香苷、多种微量元素、微量生物碱等成分。

【药理作用】本品具有增强免疫功能、调整内分泌、促进唾液分泌、促进核糖核酸代谢、促进生长发育、抗衰老、抗动脉粥样硬化、通便、降压及抗突变等作用。

【注意事项】胃弱便溏，相火旺者忌服。泄泻禁用，肾中有热，强阳易兴而精不固者忌用。火盛便闭、心虚气胀，皆禁用。

药膳精选

肉苁蓉菟丝酒

〔配　方〕肉苁蓉30克，菟丝子20克，白酒500克。

〔制用法〕将肉苁蓉、菟丝子放入白酒内浸泡后饮用。

〔功　效〕补益劳伤，强阴益精气。

补虚健体药

苁蓉首乌茶

〔配　方〕肉苁蓉、制首乌、枸杞子各10克。
〔制用法〕用清水煎煮2次，分早、中、晚服用。
〔功　效〕对肾阳不足所致的阳痿早泄有辅助治疗效果。

苁蓉麻仁茶

〔配　方〕肉苁蓉30克，火麻仁15克，当归15克。
〔制用法〕上药用清水煎煮服用，每日1剂，连服5剂。再间隔1日服用1剂，服用5剂。
〔功　效〕治疗便秘。

苁蓉牛膝茶

〔配　方〕肉苁蓉20克，怀牛膝10克，生黄芪10克，通草10克。
〔制用法〕用清水煎煮2次，合并药汁，分早、中、晚服用。
〔功　效〕治前列腺增生，有补肾、利尿的作用。

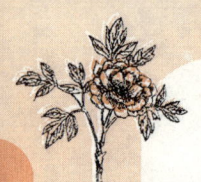

白芍

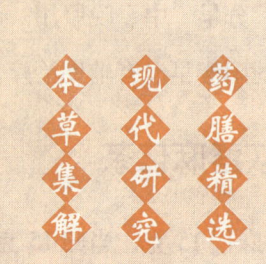

本草集解　现代研究　药膳精选

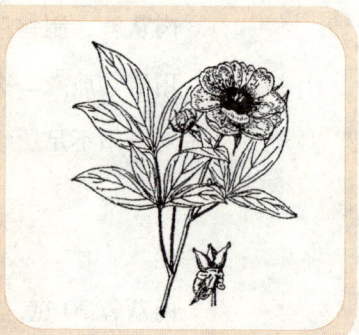

● 本草集解

释义 别名将离、白木、余容。李时珍说：古人言洛阳牡丹、扬州芍药甲天下。如今药方中所用的，也绝大多数取扬州所产的芍药。芍药十月生芽，到春天才长，三月开花。其品种多达三十多种，有千叶、单味、楼子等不同。入药宜用单叶的根，气味全厚。根的颜色与花的赤、白颜色相应。

气味 苦，平，无毒。

主治 主邪气腹痛，除血痹，破坚只，疗寒热疝气，止痛，利小便，益气。《神农本草经》

可通利血脉，缓中，散恶血、逐贼血，去水气，利膀胱大小肠，消痈肿，治感受时行病邪之恶寒发热，中恶腹痛腰痛。《名医别录》

主女人一切病，胎前产后诸疾，治风补劳，退热除烦益气，惊狂头痛，目赤明目，肠风泻血痔瘘，发背疮疥。《日华诸家本草》

附方

①妇人胁痛：香附子200克（黄子醋2碗，盐50克，煮干为度），肉桂、

延胡索（炒）、白芍药。为细末，每服10克，沸汤调，无时服。

②**小腹剧痛**：取芍药一两，炒成黄色备用，侧柏叶六两，小米微炒一下。每服二两，水一升，煎成六合，加入酒五合，再煎成七合，空腹分两次服用。

③**赤白带下**：取白芍药三两，并干姜半两，锉熬令黄，捣末。空心水饮服二钱匕，日再服。《广济方》：只用芍药炒黑，研末，酒服之。

④**外伤出血**：用白芍一两，炒黄研末，酒或米汤送服二钱，逐渐加大剂量，并用药末外敷疮面，效果较好。

● 现代研究

【**性味归经**】性微寒，味苦、酸、甘。入肝、心、肾经。

【**用法用量**】煎服，6～15克；大剂量15～30克。用作养血、调经时，多炒用或酒炒用；用作平肝、敛阴时，多生用。

【**药用成分**】白芍药含芍药甙、牡丹酚、芍药花甙、苯甲酸、β-谷甾醇、黏液质、鞣质、树脂、挥发油、脂肪油、糖、淀粉、蛋白质和三萜类。

【**药理作用**】芍药醇提取物灌胃对小鼠网装内皮系统吞噬功能和腹腔巨噬细胞吞噬功能有显著的增强作用。使环磷酰胺诱发免疫低下小鼠的抗体生成量恢复到正常对照水平。

增强心肌营养血流量、扩张冠脉，降低麻醉犬血压和心率，并能显著增强小鼠对常压缺氧的耐受力。

芍药醇提取物体外能抑制血小板聚集。芍药乙醇提取物的作用较水煎剂显著。

芍药醇提取物对大鼠蛋清性、甲醛性急性炎症水肿及棉球肉芽肿等几种炎症模型均有显著抑制作用。

【**注意事项**】白芍性寒，抑制阳气，阳衰虚寒的人不可单独服用。

白芍与黎芦药性相反，不可搭配应用。

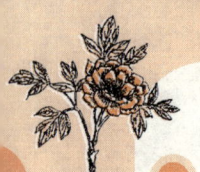
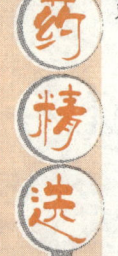

● 药膳精选

芍药甘草汤

〔配 方〕芍药30克，甘草10克，白糖30克。

〔制用法〕将甘草、芍药润透切片；放入锅内，加水1000毫升。将锅置中火上，煎煮20分钟，滤去渣，在药汁内加入白糖拌匀即成。代茶饮用。

〔功 效〕温补中阳。

四味芍药汤

〔配 方〕白芍30克，生牡蛎（布包先煎）、丹参各25克，炙甘草、醋延胡索各15克，苏木18克。

〔制用法〕每日1剂，水煎服。

〔功 效〕治疗坐骨神经痛。

当归芍药散

〔配 方〕当归90克，白芍500克，茯苓120克，泽泻250克，川芎90克。

〔制用法〕将上药共为散，每用2克，用酒和服。可用于因血虚、瘀血引起的各种腹痛。

〔功 效〕治疗妇女妊娠腹痛。

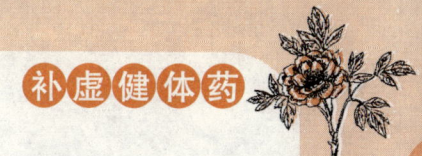

杜仲

本草集解 现代研究 药膳精选

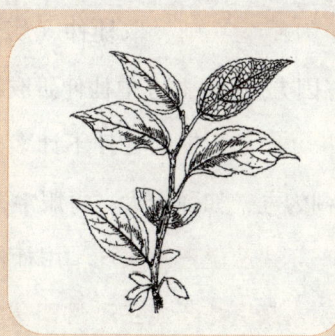

● 本草集解

释义 别名思仲、思仙、木绵。《名医别录》记载：杜仲生长于虞山中及上党、汉中等地。二月、五月、六月、九月采收树皮。陶弘景说：上虞位于豫州，不是会稽的上虞县。现在用的产于建平、宜都等地。形状类似于厚朴，折断后有较多白丝的品质为好。

气味 辛，平，无毒。

主治 腰膝痛，补中益精气，坚筋骨，强志，除阴下痒湿，小便余沥。久服，轻身耐老。《本经》

脚中酸疼，不欲践地。《别录》

治肾劳，腰脊挛。《大明》

肾冷，暨腰痛。人虚而身强直，风也。腰不利，加而用之。（甄权）

能使筋骨相着。（李杲）

润肝燥，补肝经风虚。《好古》

附方

①**腰背虚痛**：取杜仲（切炒）一斤，酒二升，浸泡十天，每天服三合。《三因方》：将上方中杜仲研成细末，每天凌晨用温酒送服二钱。

②**胎动不安**：杜仲不计多少，去粗皮细锉，瓦上焙干，捣罗为末，煮枣肉糊为丸，如弹子大，每服1丸，嚼烂，糯米汤送服。

③**病后虚汗及流汗**：用杜仲、牡蛎等份，研末，卧时用水送服五小匙。

④**频惯堕胎或三四月即堕者**：于两月前，以杜仲八两（糯米煎烫浸透，炒去丝），继续二两（酒浸焙干）为末，以山药五六两，为末作糊，丸梧子大。每服五十丸，空心米饮下。（杨起《简便方》，《肘后方》：用杜仲焙研，枣肉为丸，糯米饮下。）

⑤**肾虚腰痛**：用杜仲去皮一斤烤黄，分作十剂。每夜取一剂，加水一大升，浸至五更，煎三分减一，取汁，加入切碎的羊肾三四枚，再煮三五沸，和以椒、盐，空腹顿服。

现代研究

【性味归经】性温，味甘。入肝、肾经。

【用法用量】每日10~15克，养生保健用量为5~10克。

【药用成分】本品含多种木脂素、苷类成分、环烯醚萜类成分、酚性成分、三萜类成分、游离氨基酸、杜仲胶及锗、硒等微量元素。

【药理作用】对非特异性免疫的促进作用和细胞免疫的双向调节；促性腺发育作用；增强垂体—肾上腺皮质功能；对环核苷酸代谢的调节作用；利尿、降压作用；降血清胆固醇作用；镇静及镇痛作用。

【注意事项】杜仲归温补上品，阴虚火旺者不宜用。

补虚健体药

● 药膳精选

柴杜汤

〔配　方〕杜仲、川续断、柴胡、白术、白芍、茯苓、甘草、熟地黄、防己、细辛、薄荷、生姜、甘草各适量。

〔制用法〕每日1剂，水煎取药液约300毫升，分早、晚2次服。

〔功　效〕治疗慢性腰肌劳损。

杜仲银杏茶

〔配　方〕杜仲叶15克，银杏叶10克。

〔制用法〕水煎当茶饮。

〔功　效〕有降血压、降血脂、活血化瘀的功效。

杜仲烤猪腰

〔配　方〕杜仲15克，猪腰4个。

〔制用法〕将杜仲切成小块。用竹片将猪腰破成钱包形状。然后把切好的杜仲片装入猪腰内，用湿草纸包裹猪腰。将包好的猪腰，放入柴灰火中慢慢烧烤，烧熟后取出，除去草纸即成。

〔功　效〕壮腰补肾，适用于肾虚腰痛及患肾炎、肾盂肾炎后所出现的腰部酸痛症。

益智仁

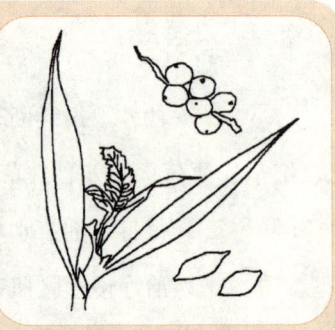

本草集解 现代研究 药膳精选

本草集解

释义 李时珍说：脾主智，本品能益脾胃而得名，其义与龙眼又名益智相同。按苏轼《仇池笔记》所说，海南出产益智，花实都是长穗状，分为三节。

《广州记》说：叶像蘘荷，长一丈多，根上有小枝，高入九寸，无花，茎像竹箭，子从心中出。一枝上有十子丛生如小枣大，核黑皮黑，以核小者为好。

气味 辛，温，无毒。

主治 遗精虚漏，小便余沥，益气安神，补不足，安三焦，调诸气。夜多小便者，取二十四枚碎，入盐同煎服，有奇验。

冷气腹痛，及心气不足，梦泄赤浊，热伤心系，吐血血崩诸证。

附方

①妇人崩中：益智子炒碾细，米饮入盐，服一钱。

②小便赤浊：取益智、茯神各二两，远志、甘草各半斤，水煮后，研为

细末，以酒为糊做成梧桐子大小的丸子。每次空腹以姜汤送服五十丸。

③伤寒阴盛，心腹痞满，呕吐泄利，手足漆冷，及一切冷气奔冲：炮川乌四两，益智仁二两，炮干姜半两，青皮三两。将上药共研为末，制成散剂，每次取三钱，用温水调成糊状，加盐少许，与生姜五片，枣二个，水煎后，去渣，温服，饭前服用。

现代研究

【性味归经】性温，味辛。入肾、脾经。

【用法用量】内服：煎汤，取3~9克服用；或入丸、散。

【药用成分】含挥发油，油中主要成分为α-香附酮、1，8-桉叶素、4-松油醇、姜烯、姜醇、姜辣醇、蒎烯、樟脑等。又含益智仁酮、多种维生素、氧基酸、脂肪酸及无机元素。

【药理作用】抗癌作用；抑制回肠收缩作用；抑制前列腺素有机合成作用；强心作用；拮抗知性及引起血管舒张。

【注意事项】本品温燥而易伤阴，故阴虚火旺及有湿热者忌服。

药膳精选

归草汤

〔配　方〕当归20克，红花6克，红藤、鱼腥草各15克，益母草、马鞭草各12克，鸭跖草10克。随证加减：发热者加大黄（后下）6克，重用鱼腥草30克，党参15克。

〔制用法〕每日1剂，水煎，分2次内服。5~7日为1个疗程，连用2~3个疗程。

〔功　效〕适用于子宫内膜炎。

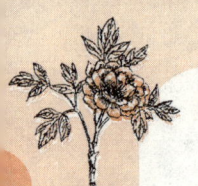

当归生地黄茶

〔配　方〕当归10克，生地黄15克，生首乌10克，肉苁蓉10克，蜂蜜适量。

〔制用法〕将上述药煎煮2次，每次半小时，当茶饮。

〔功　效〕滋阴养血、润肠通便。

当归补血汤

〔配　方〕当归（酒制）6克，炙黄芪30克。

〔制用法〕将上药混合后以水煎煮服用。

〔功　效〕适用于气血俱虚，面目赤色，肌热恶寒，烦渴引饮，脉洪大而虚，重按似无，此脉虚血虚也。

当归乌鸡粥

〔配　方〕乌鸡500克，粳米100克，当归15克，葱、姜、精盐、料酒、味精各适量。

〔制用法〕乌鸡洗净，在开水锅内焯一下，捞出备用；粳米洗净，在冷水中浸泡30分钟，捞出，沥干水分；当归在温水中浸泡片刻后，洗净，用净纱布包好，扎紧袋口；葱、姜均洗净，葱切段，姜切片。锅内加入适量清水，放入乌鸡、当归、葱段、姜片、料酒；先用大火煮沸，再用小火煨煮至汤浓鸡烂。捞出乌鸡，并拣出当归、葱段、姜片，锅中加入适量粳米，用大火煮开后改小火煮成粥状。把鸡肉拆下撕碎，放进粥内，用精盐、味精调味即可。

〔功　效〕本品具有活血补血、调经止痛、润畅通便的功效，适宜气血不足、月经不调、闭经痛经、血虚头晕等人群食用。

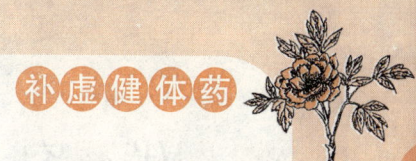

干姜

本草集解　现代研究　药膳精选

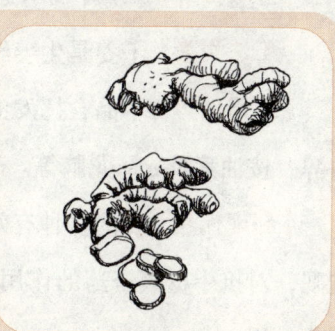

本草集解

释义 时珍曰：干姜以母姜造之。今江西、襄、均皆造，以白净结实者为良，故人呼为白姜，又曰均姜。凡入药并宜炮用。

气味 辛，温，无毒。

主治 主胸满咳逆上气，能温中止血，出汗，逐风湿痹，止肠澼下痢。生的尤好。《神农本草经》

治寒冷腹痛，中恶霍乱胀满，风邪诸毒，皮肤间结气，止唾血。《名医别录》

附方

①**中寒水泻**：炮干姜研为末，用粥送服二钱即愈。

②**牙痛不止**：用姜（炮）、川椒等份为末，掺之。

③**头运吐逆，胃冷生痰**：用川干姜炮二钱半，甘草炒一钱二分，水一碗半，煎减半服。累用有效。

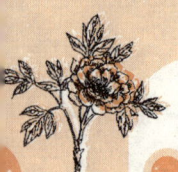

● 现代研究

【性味归经】性热、味辛。入脾、胃、心、肺经。

【用法用量】干姜是生姜经风干后所得，用量为3~9克。

【药用成分】本品含挥发油，油中含姜醇姜烯、没药烯、α-姜黄烯、芳香醇、桉油素及α-龙脑等。辛辣成分为姜辣素及其分解产物姜酮、姜烯酚。

【药理作用】姜的多种有效成分可诱发实验动物自发运动抑制，加强镇静催眠，对抗中枢兴奋药的作用等。干姜的醚提取物和水提取物都具有明显的镇痛作用。

干姜对心脏具有兴奋作用，可使心脏收缩力加强，心率加快，心输出量增加。干姜的辛辣成分，可使体表和内脏血管扩张，循环顺畅，周身产生温热感。

【注意事项】干姜药性大热，阴虚内热者忌服，肝炎患者忌食，多汗者忌食，糖尿病人及干燥综合征者忌食，患有眼疾、痈疮和痔疮者不宜多食，孕妇慎服。

● 药膳精选

温补脾肾方

〔配　方〕药用炮干姜、附片各5克（3岁以下小儿酌减），党参、炒白术各9克，茯苓15克，煨葛根5克，肉豆蔻、吴茱萸各6克。

〔制用法〕每日1剂，煎3次分服。

〔功　效〕治疗小儿真菌性肠炎。

干姜红茶

〔配　方〕干姜、红茶各3克。

〔制用法〕干姜洗净切碎，与红茶同煮或沸水冲泡5分钟即可，当茶饮用。

〔功　效〕有温经祛寒、解表止痛的作用，适用于风寒感冒、胃寒发热、鼻塞流涕等症状。

干姜艾叶粥

〔配　方〕干姜10克，艾叶10克，薏米30克。

〔制用法〕将前几味药用水煮取汁，将薏米煮粥至八成熟，入药汁同煮至熟。

〔功　效〕温阳，化瘀，散寒，除湿。

小麦干姜茶

〔配　方〕小麦100克，干姜2片。

〔制用法〕加清水煮，当茶饮，有止咳除热的功效。

〔功　效〕治急性咽喉炎。

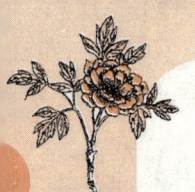

本草纲目

方药精选

百合

药膳精选 现代研究 本草集解

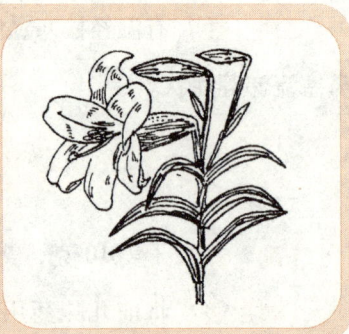

● 本草集解

释义 百合为百合科多年生草本植物百合或细叶百合的干燥肉质鳞叶。又名中庭、摩罗、重迈、卷丹、山丹、夜合花、麝香百合等。有野生和家种之别，野生者鳞片小而厚，味较苦；家种者鳞片阔而薄，味不太苦。秋季采挖，洗净，剥取鳞叶，置沸水中略烫，干燥。生用或蜜炙用。

气味 甘，平，无毒。

主治 主邪气腹胀、心痛。利大小便，补中益气。《神农本草经》

除浮肿胪胀，痞满，寒热，通身疼痛，及乳难，喉痹，止涕泪。《名知别录》

除心下急、满、痛，治脚气，热咳逆。（甄权）

主心急黄。《食疗本草》

安心，定胆，益志，养五脏。治癫邪啼泣、狂叫，惊悸，杀蛊毒气，熁乳痈、发背及诸疮肿，并治产后血狂运。《日华诸家本草》

附方

①湿疮：用生百合捣涂，一二天即可见效。或将百合花晒干研为末，调

菜油涂搽也有效。

②**拔白换黑**：七月七日，取百合熟捣，用新瓷瓶盛之，密封挂门上，阴干百日。每拔去折者掺之，即生黑者也。（便民图纂）

③**支气管扩张**：百合二两，白及四两，蛤粉二两，百部一两。共为细末，炼蜜为丸，每重二钱，每次一丸，日三次。

④**肺病吐血**：将新鲜的百合子捣成汁，和水饮或煮食。

现代研究

【性味归经】性微寒，微苦。入心、肺经。

【用法用量】煎服，10～30克；蒸食、煮粥食或拌蜜蒸食。外用捣敷。清心宜生用，润肺宜蜜炙用。

【药用成分】百合鳞茎含秋水仙碱等多种生物碱及淀粉、蛋白质、脂肪等。麝香百合的花药含有多种类胡萝卜素，其中大部分是顺花药黄质酯，占91.7%～94%。

【药理作用】水和醇提取液对实验动物有明显的止咳化痰作用，并可对抗组织胺引起的过敏性哮喘；水提液还具有强壮、耐缺氧作用、镇静作用和抗过敏作用；所含秋水仙碱具雌激素样作用，并能抑制痛风的发作，抑制癌细胞有丝分裂，阻止癌细胞的增殖。

【注意事项】风寒、咳嗽及中寒便溏者忌用。

药膳精选

肺气肿方

〔配　方〕鲜百合3个。

〔制用法〕鲜百合捣汁，用温开水和服，每日2次。

〔功　效〕养阴润肺。适用于肺气肿，症见咳嗽、痰中带血等，证属阴虚肺燥。

百合灵芝茶

〔配　方〕鲜百合、灵芝各10克，南沙参、北沙参各6克。

〔制用法〕将灵芝先用温水浸泡半小时，再加沙参、百合3味同煎沸，放保温瓶中，分2~3次趁温饮用。

〔功　效〕益肺补虚，祛痰止咳。适用于风寒（热）、痰热已去，仍咳喘不已，时有咳痰、气急等症状。

百合地黄汤

〔配　方〕百合、生地黄、沙参、麦冬、玉竹、白芍、石斛各10克，甘草5克。气滞者加枳实10克，木香6克；寒热夹杂中左金丸；只有热象者加黄连10克，蒲公英90克；只有寒象者加吴茱萸10克；湿盛者合四苓散；食滞者合焦三仙；并有气虚者合四君子汤。

〔制用法〕用南韩进口煎药机煎好后真空包装，每日2次，上、下午各1包。

〔功　效〕治疗慢性浅表性胃炎。

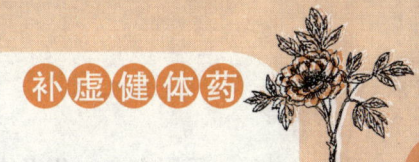

天冬

本草集解 | 现代研究 | 药膳精选

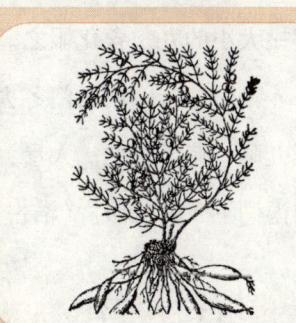

● 本草集解

释义 别名万岁藤。《名医别录》说：天门冬生奉高山谷，二月、三月、七月、八月采根，晒干。陶弘景说：奉高，是泰山下县名。现在到处有，以长于高地、根大、味甘者为好。《桐君采药录》讲，蔓生，叶有刺，五月花白，十月果实变黑，根连数十枚。

气味 苦，平，无毒。

主治 诸暴风湿偏痹，强骨髓，杀三虫，去伏尸。久服轻身益气延年，不饥。《本经》

保定肺气，去寒热，养肌肤，利小便，冷而能补。《别录》

肺气咳逆，喘息促急，肺痿生痈吐脓，除热，通肾气，止消渴，去热中风，治湿疥，宜久服。煮食之，令人肌肤滑泽白净，除身上一切恶不洁之疾。（甄权）

附方

①诸般痈肿：新掘天门冬三五两，洗净，沙盆擂细，以好酒滤汁，顿服。

未效，再服必愈。此祖传经验方也。（虞抟《医学正传》）

②咳嗽：取人参、天冬（去心）、熟干地黄各等份，研为细末，用炼蜜做成樱桃大小的丸，含化服之。

③滋阴养血：用天门冬去心，生地黄二两，二味用攀附甑箪，以酒洒之，九蒸九晒，待干秤之。人参一两为末，蒸枣肉捣和，丸梧子大。每服三十丸，食前温酒下，日三服。（洁古《活法机要》三才丸）

● 现代研究

【性味归经】性寒，味甘、苦。入肺、肾经。

【用法用量】内服：6～15克，煎汤、熬膏或入丸、散。

【药用成分】天门冬含天冬素、β-谷甾醇、5-甲氧基甲基糖醛、约莫皂甙元、薯蓣皂甙元、萨酒皂草皂甙元、菝葜皂甙元及瓜氨酸、丝氨酸、苏氨酸、脯氨酸、甘氨酸等19种氨基酸，还含有鼠李糖、木糖、葡萄糖以及一聚糖、四聚糖、五聚糖、六聚糖等多种低聚糖。

【药理作用】平喘镇咳祛痰；升高白细胞，增强体液免疫能力；具抗肿瘤活性；对多种细菌有抑制作用；天冬及其制剂现代还用于治疗急、慢性支气管炎，肺结核咳嗽，百日咳，糖尿病等。

【注意事项】天冬性寒，脾胃虚寒、腹泻或外感风寒咳嗽者忌用。

天冬养阴生津，不能与有利尿作用的茯苓、红小豆等药材同用。有利尿作用的西瓜、鲤鱼等食物也不能与之一同食用，否则功效相抵。

● 药膳精选

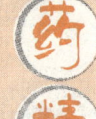
天冬养颜茶

〔配　方〕天冬、枸杞子、生地黄、人参、茯苓各2克，蜂蜜10克。

〔制用法〕将5味药材用清水煎煮，取汁，待药茶温凉后，加蜂蜜调味即可。

〔功　效〕治疗月经不调。

天冬膏

〔配　方〕天门冬1000克。

〔制用法〕将天门冬去皮和根须，洗净，捣碎，绞取汁，澄清，滤过，文火熬成膏，放入瓷罐内。每次食20～30克，每日2次。

〔功　效〕健体强身，平时服用，可轻身益气，防病延年。

天冬红糖茶

〔配　方〕天冬30克，红糖适量。

〔制用法〕天冬洗净，放入砂锅，加清水300毫升，煎煮后加红糖，当茶饮用。

〔功　效〕治月经不调。

石斛

本草集解　现代研究　药膳精选

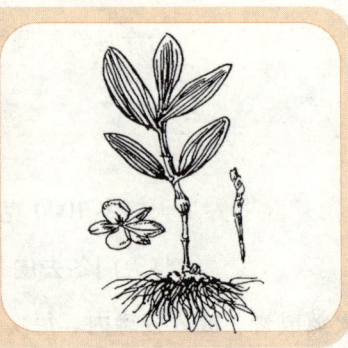

● 本草集解

释义 石斛又名石莲、金钗、禁生、林兰、杜兰。李时珍说，因它的茎像金钗之股，所以古有金钗石斛的名字。一般七八月采茎，阴干入药。以四川产的为好。

气味 甘，平，无毒。

主治 伤中，除痹下气，补五脏虚劳羸瘦，强阴益精。久服，厚肠胃。《本经》

补内绝不足，平胃气，长肌肉，逐皮肤邪热痱气，脚膝疼冷痹弱，定志险惊。轻身延年。《别录》

益气除热，治男子腰脚软弱，健阳，逐皮肌风痹，骨中久冷，补肾益力。《药性论》

附方

①肺热干咳：鲜石斛、枇杷叶、瓜蒌皮各9克，生甘草、桔梗各3克，共以适量水煎后服用。

②中消：鲜石斛五钱，熟石膏四钱，天花粉三钱，南沙参四钱，麦冬二钱，玉竹四钱，山药三钱，茯苓三钱，广皮一钱，半夏一钱五分。甘蔗三两，煎汤代水。

③风气脚弱：孔公二斤，石斛五两，酒二斗，浸服。（肘后方）

现代研究

【性味归经】性微寒，味甘。入胃、肾经。

【用法用量】煎服，10～15克，鲜品15～30克。干品入汤剂宜先煎。

【药用成分】金钗石斛茎含石斛碱、石斛胺、石斛酮碱、β-谷甾醇、胡萝卜苷、黏胶质、淀粉等。

【药理作用】促进胃液分泌，助消化；消炎、抗菌、抗病毒；止痛、退热；增强代谢，抗衰老；对血压和呼吸有抑制作用。

【注意事项】石斛药性寒凉，畏寒肢冷者不宜服用。石斛是滋阴之药，能助湿生痰，体内有痰、舌苔厚腻者不宜服用。

药膳精选

石斛杞菊茶

〔配　方〕石斛、枸杞子各15克，杭白菊6克，熟地黄、山药、山萸肉各10克。

〔制用法〕以上6味略洗，放入砂锅，加清水适量，浸泡2小时，先用大火煮沸，再用小火煎熬50分钟左右，趁热服用。去药渣，再加清水适量，煮沸后小火煎40分钟后趁温服用。每日1剂，早晚空腹时各服1次。

〔功　效〕治疗便秘。

石斛散

〔配　方〕石斛、仙灵脾各30克，苍术15克。

〔制用法〕石斛、仙灵脾、苍术（米泔水浸，切，焙）共研细末，每用6克，以米汤调服，每日2次。

〔功　效〕治疗夜盲症。

石斛退热粥

〔配　方〕石斛10克，麦冬10克，西洋参5克，枸杞子5克，大米70克，冰糖50克。

〔制用法〕西洋参磨成粉，麦冬、石斛洗净后用纱布包裹。大米洗净，将枸杞子、药材包放入锅中，加清水熬煮成粥后，加入西洋参粉、冰糖煮至冰糖融化即可。

〔功　效〕有清热养胃的功效。

活血化瘀药

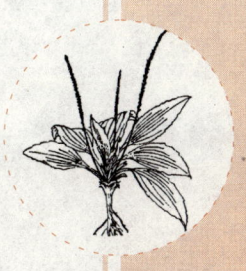
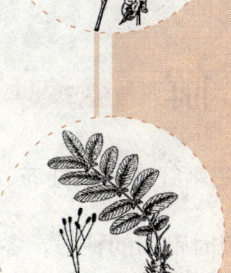
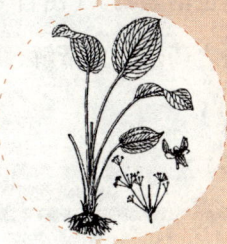

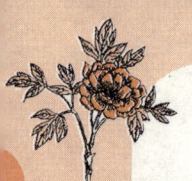

本草纲目

方药精选

红花

本草集解 | 现代研究 | 药膳精选

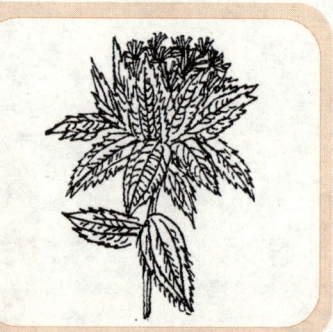

本草集解

释义 别名刺红花、草红花、红蓝花。花为红色，叶子似蓝色，它是西汉张骞出使西域时带回的种子，冬种、春长、夏开花。

气味 辛，温，无毒。

主治 治产后失血过多饮食不进，腹内恶血不尽绞痛，胎死腹中，用红蓝花和酒煮服。也治蛊毒。（出自《开宝本草》）

红蓝花本行血之药也，血晕解、留滞行，即止，过用能使血行不止而毙。（出自《本草经疏》）

附方

①耳内出水：红花三钱半、枯矾五钱共研为末，先用棉花把耳朵擦净，然后把药末吹入耳内。无花则用枝叶为末亦可。有的处方只用红花一味，不用枯矾。

②产后恶露：红花、桃仁、血竭、归尾各等份。将上药分别研末，混和。每次服用3克，温酒送下。

③扁平疣：单味红花9克，沸水冲泡。饮用红色汁水，汁水饮完后可再次冲服，至红色极淡为止，1日内服完。次日重新冲泡，连续10日为1疗程。

④喉痹壅塞：取红花，捣烂取汁一小升，温服，病愈为止。冬天没有花时，可取干花浸湿，水煎服汁。

⑤风疾兼腹内血气痛：红花一大两，分作四份。取一份，加酒一升，煎取一盏半，一次服下。如不止，再服。

现代研究

【性味归经】性温，味辛、微苦。入心、肝经。

【用法用量】内服：煎汤，3～9克。外用：适量，煎水外洗；或研末调敷；或以鲜品杵膏外敷。养血活血宜少用，活血祛瘀宜多用。

【药用成分】本品含红花醌苷、新红花苷和红花苷等苷类，又含红花黄色素、脂肪酸类、β-谷甾醇等。

【药理作用】煎剂对小鼠、豚鼠、兔之离体子宫均有兴奋作用。但弱于番红花煎剂。

对麻醉动物有较弱的降压与抑制心脏的作用。在兔耳标本观察，有收缩血管的作用。水溶部分对犬的冠脉及股动脉有扩张作用。

【注意事项】孕妇、月经过多者应慎用或禁用。

药膳精选

红花散

〔配　方〕红花、延胡索、桃仁各10克，丹参50克，生牡蛎30克，穿山甲（代）6克，煎汤送服下药：取活蟾2只，每只约重50克，以冬季为佳，去内脏，腹内加砂仁10克，木香6克，醋甘遂30克，外裹黄泥，文火煨干去泥，加生鸡内金10克，焦山楂30克，共研细末，制成散剂，每日6克，分2次饭后服，共服35日，然后取党参30克，黄芪60克，熟地黄、当归、白芍、白术、阿胶、麦冬各10克。

〔制用法〕煎汤送服。散剂共服75日，以6个月为1个疗程。

〔功　效〕治疗晚期肝硬化腹水。

红花净白茶

〔配　方〕绿茶3克，红花15克，红糖30克。

〔制用法〕将所有材料放入茶杯中，用沸水冲泡，盖上盖闷泡10分钟即可。每日当茶饮。

〔功　效〕血瘀斑多者，可用红花净白茶来改善肌肤。

红花酒

〔配　方〕红花100克，白酒500毫升，红糖适量。

〔制用法〕将红花清洗干净，微湿时与红糖一起放入纱布袋内。将白酒倒入有盖子的瓶中，把纱布袋放入里面，盖好盖，每日摇晃两次。浸泡7日后即可饮用。

〔功　效〕药酒养气补气、滋阴壮阳、养血补血。很适合气血两亏的患者饮用。

活血化瘀药

三七

本草集解　现代研究　药膳精选

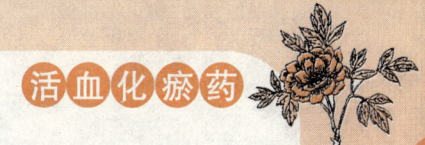

本草集解

释义 别名山漆、金不换。时珍曰：彼人言其味左三右四，故名三七，盖恐不然。或云本名山漆，谓其能合金疮，如漆黏物也，此说近之。金不换，贵重之称也。

时珍曰：生广西南丹诸州番峒深山中，采根暴干，黄黑色。团结者，状略似白及；长者如老干地黄，有节。

气味 甘，温，无毒。

主治 止血、散血、定痛，金刀箭伤，跌仆杖疮血出，亦主吐血、衄血、下血、血痢、崩中、经水不止、产后恶血不下、血晕、赤目痈肿、虎咬蛇伤诸病。

主清血散瘀、瘟毒、鼠疫、血燥、产后热。

善化瘀血，又善止血妄行，为吐衄要药。

止血而兼补。

附方

①吐血衄血：山漆一钱，自嚼米汤送下。或以五分，加入八核汤。《濒湖集简方》

②便血、崩漏：三七研末，同低度白酒调一二钱服，服三次可愈，或加本品五分入四物汤中。

③赤痢血痢：取三七三钱，研成细末，用淘米水调服即可。

现代研究

【性味归经】性温，味甘、微苦。入肝、胃经。

【用法用量】内服：煎汤，3~9克；研末，每次1~3克；或入丸剂。外用：适量，磨汁涂；或研末调敷。

【药用成分】含五加皂苷、黄酮苷及生物碱等。

【药理作用】本品具有止血、抗血栓、降血压、减慢心率、增加冠脉流量、抗脑、心肌缺血、镇静、安定、催眠、免疫调节、降脂、保肝、抗炎、抗氧化、抗衰老等作用。

【注意事项】孕妇忌用。对三七过敏者忌用。三七含有皂苷，易与铁离子结合沉淀，不可与富含铁的动物血、瘦肉、菠菜等一同食用。皂苷在酸性环境极易水解失效，不可与富含有机酸的水果一同食用。

药膳精选

三七绿茶

〔配　方〕三七、绿茶各3克。

〔制用法〕先将三七洗净晒干，切片，与绿茶同放入杯中，用沸水冲泡，加盖闷 15 分钟，当茶饮用。可反复加清水冲泡 3～5 次，当天饮完。当茶饮完后，可嚼服三七片。

〔功　效〕活血降脂。

芎七白芷汤

〔配　方〕三七 10 克，川芎、区花、蔓荆子、地龙各 10 克，白芷 12 克，僵蚕、甘草各 6 克，白芍 30 克，生地黄 20 克。

〔制用法〕每日 1 剂，水煎 30 分钟，温服。

〔功　效〕治疗外伤性偏头痛。

三七黄芪茶

〔配　方〕三七 10 克，黄芪 10 克，核桃仁 10 克（打碎），红花 5 克。

〔制用法〕用清水煎煮，分早、中、晚服用。

〔功　效〕益气活血。

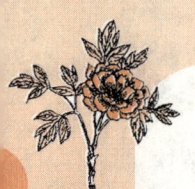

本草纲目

川芎

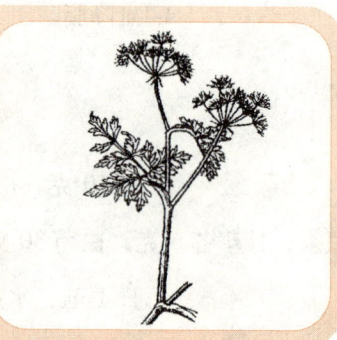

本草集解 | 现代研究 | 药膳精选

● 本草集解

释义 别名芎䓖、香果、山鞠䓖等。《名医别录》记载：芎䓖叶叫蘼芜，生长在武功川谷、斜谷西岭中，三、四月采根晒干。李时珍说：四川气候少寒，人工多栽培本药，深秋时节茎叶也不枯萎，清明后老根长出新苗，枝埋在地下又可长出新根，八月根为芎䓖，可挖取蒸后晒干备用。

气味 辛，温，无毒。

主治 能治中风头痛、寒湿痹痛、关节拘挛、跌打损伤、经闭无子。《神农本草经》

可除脑中冷痛，泪出多涕，又温中散寒，疗诸寒冷气、半身不遂、胸腹胁肋满痛等。甄权说：治腰酸腿软、中风瘫痪、胞衣不下。《名医别录》

能补五劳虚损，强筋健骨、风证、气分病、血分病，又可疗脑痈发背、瘰疬瘿瘤、痔瘘、疮痈、疥癣等。

附方

①**崩中下血**：用芎䓖一两，清酒一大盏，煎取五分，涂涂进之。《千金

方》加生地黄汁二合，同煎。（圣惠方）

②产后急性乳腺炎：将川芎、当归各一斤，和均后，取其中的半斤锉散，置于瓦器中用水浓煎，每次服用的量不拘多少，只频繁服用即可，另外的一斤半仍锉成块状，于患者床前烧烟，患者应用口鼻吸入，如果未愈，可重复一次，但同时应将蓖麻子一粒研细后，涂擦在头顶心。

③口臭：取大川芎一个，水煎含漱。

④一切头痛：大川芎一个制成粉末，用白酒服下，取一个其效可持续一年，服两个可维持两年。

⑤妇女经血不止：用川芎一两，酒一盏，同煎到酒只剩一半时，徐缓地服下。

⑥跌伤致胎死腹中：川芎捣碎研末，每次用酒服二钱，以一至二服药，可将死胎引出。

● 现代研究

【性味归经】性温，味辛。入肝、胆、心包经。

【用法用量】内服：煎服，3~9克；或入丸、散剂。外用：研末撒或调敷。风寒头痛、经闭、难产等宜生用；血瘀头痛、偏头痛等宜酒制用。

【药用成分】本品含挥发油，油中有川芎内酯、藁本内脂等，并含生物碱（如川芎嗪）、阿魏酸等。

【药理作用】川芎嗪能扩张冠状动脉，增加冠脉流量，改善心肌的血氧供应，并降低心肌的耗氧量；川芎嗪在体外对血小板聚集有显著的抑制作用，并可使已聚集的血小板迅速解聚，具有预防血栓形成的作用；川芎嗪还有抗肿瘤和抗放射的作用；水煎剂对动物中枢神经系统有镇静作用，并有明显的降压作用。

【注意事项】月经过多，孕妇及出血性疾病慎服；阴虚火旺者忌服。

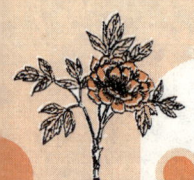

● 药膳精选

川芎天麻茶

〔配　方〕川芎5克，天麻6克，酸枣仁10克。

〔制用法〕上药共研细末，沸水浸泡10分钟，当茶饮用。

〔功　效〕治疗头痛。

川芎止痛散

〔配　方〕川芎20～30克，荆芥、防风、荜茇、天麻、全蝎各10克，蜈蚣2条，细辛6克。

〔制用法〕水煎服，每日1剂，重者每日2剂。

〔功　效〕治疗三叉神经痛。

川芎当归茶

〔配　方〕川芎、人参、白茯苓、当归、白术、白芍、桂枝各5克、粟米50克。

〔制用法〕将以上各药物清洗干净，备用。铝锅内加适量水，放入药材与粟米烧沸后，再用小火煮30分钟，去渣，代茶饮用。

〔功　效〕消炎止泻，适用于直肠溃疡者。

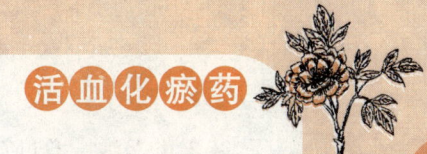

益母草

本草集解 | 现代研究 | 药膳精选

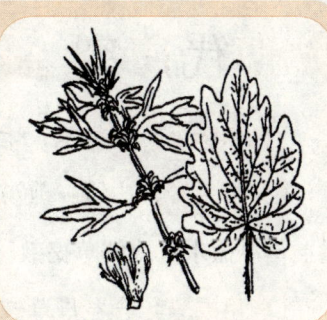

本草集解

释义 别名益母、茺蔚。时珍曰：茺蔚近水湿处甚繁。春初生苗如嫩蒿，入夏长三四尺，茎方如黄麻茎。其叶如艾叶而背青，一梗三叶，叶有尖歧。

气味 苦，平，无毒。

主治 治疔麻疹，可做汤洗浴。《神农本草经》

活血破血，调经解毒。治流产及难产，胎盘不下，产后大出血、血分湿热、血痛，非经期大出血或出血不断，尿血、泄血，疳痢痔疾，跌打后内伤瘀血，大小便不通。

附方

①带下赤白：益母草花开时采，捣为末。每服二钱，食前温汤下。

②女人难产：取新鲜益母草，将其捣成汁后取七大合，煎后减半，一次性服下即可。如果没有新鲜的益母草，也可取干品一大把，水七合，煎服。

③肾炎水肿：益母草50克，水煎服。

④洗浴汤：新生小儿，取益母草五两煎水洗浴，可预防生疮、疥。

现代研究

【性味归经】性微寒，味辛、苦。入心、肝、膀胱经。

【用法用量】内服：煎汤用10～30克；或熬膏，或入丸、散。外用：适量益母草煎水洗或鲜草捣敷。

【药用成分】含益母草碱、水苏碱、益母草定、益平草宁等多种生物碱及苯甲酸、多量氯化钾、月桂酸、亚麻酸、油酸、甾醇、维生素A及芸香苷等酮类。

【药理作用】本品具有兴奋子宫、抗心肌缺血、增加冠脉流量、减慢心率、改善微循环、利尿、抑制皮肤真菌等作用。

【注意事项】本品辛散苦泄，孕妇及阴虚血方慎服。

药膳精选

益母姜黄茶

〔配　方〕益母草、姜黄各10克，绿茶5克，红糖适量。

〔制用法〕沸水冲泡，加盖闷15分钟即可，每日1剂，当茶饮用。

〔功　效〕有清热除痰、活血化瘀、去脂降压的作用。

益母膏

〔配　方〕益母草适量。

〔制用法〕将益母草全草洗净晒干，用竹刀（忌铁刀）切为小段，放入锅中，用水浸泡后煎煮至水减三分之二，去草取汁，约得50～60升。澄清半日后，滤去药渣，以清汁在慢火上煎取10升，收存瓶中。每取1杯，和酒内服，1日2次。

〔功　效〕治疗产妇诸疾及内脏受伤瘀血等。

益平蒲胶汤

〔配　方〕益母草、当归各20克，蒲公英30克，阿胶（烊冲）、桃仁各10克，甘草6克，川芎、炮姜炭各3克。

〔制用法〕水煎服，每日1剂。

〔功　效〕治疗药物流产后阴道出血。

益母煮蛋

〔配　方〕益母草30克，元胡15克，鸡蛋2个。

〔制用法〕将元胡、益母草洗净，放入锅中与鸡蛋同煮。蛋熟后，剥去外壳再煮2～3分钟，滤去药渣，吃蛋喝汤。

〔功　效〕本方行气养血、活血去瘀、止痛，经期腹痛者可以在经前1～2天，每天1剂，连服5～7天。

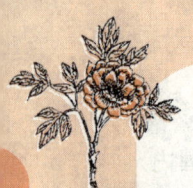

本草纲目

郁金

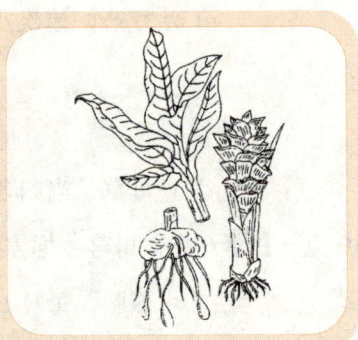

本草集解 · 现代研究 · 药膳精选

方药精选

● 本草集解

释义 又名马蒁，苏敬说：郁金生长在蜀地和西戎，苗像姜黄，花白质红，秋末长茎、心，但无果实。李时珍说：郁金有二种，郁金香用花，见本条；这是用根，苗像姜，根似指头大，长一寸多，体圆有横纹如蝉腹状，外黄内红，人们用它浸水后染色，也略有香气。

气味 辛，苦，寒，无毒。

主治 血积下气，生肌止血，破恶血，血淋尿血，金疮。《唐本》

单用，治女人宿血气心痛，冷气结聚，温醋服之。亦治马胀。（甄权）

治阳毒入胃，下血频痛。（李杲）

治血气心腹痛，产后败血冲心欲死，失心颠狂蛊毒。（时珍）

附方

①痔疮肿痛：用郁金末，水调后涂敷，肿痛可消失。

②尿血不定：郁金末一两，葱白一握，水一盏，煎至三合，温服，每日三服。

③厥心气痛，不可忍：郁金、附子、干姜等份，为末。醋糊丸梧子大、朱砂为衣。每服三十丸，男酒女醋下。《奇效方》

④耳内疼痛：取郁金末一钱，用水调后，倾入耳内，急刻倾出。

现代研究

【性味归经】性寒，味辛、苦。入心、肝、胆经。

【用法用量】内服：煎汤6～12克；或入丸、散。外用：适量，研末调搽。

【药用成分】本品含蒎烯、倍半萜烯、倍半萜烯醇、姜黄素等。

【药理作用】郁金挥发油对机体细胞免疫与体液免疫均有抑制作用；郁金所含姜黄二酮能明显延长家猪的各期睡眠，作用优于传统安神药"朱砂安神丸"，提示姜黄二酮有明显的中枢神经抑制作用；郁金挥发油有预防自由基对心肌损伤的作用。

【注意事项】郁金活血行气，阴虚失血、气虚胀滞及无气滞血瘀者忌服，孕妇慎用。

郁金与丁香药性相畏，不能同食。

药膳精选

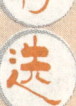 郁金黄芪灵芝饮

〔配　方〕郁金10克，黄芪25克，灵芝、茯苓各12克，茶叶6克。

〔制用法〕将郁金、黄芪、灵芝、茯苓一同放入砂锅中，加清水约800毫升，煮沸后，文火煎煮20分钟，将汤汁滤出，装入保温杯中；将茶叶放入茶杯中，冲入滤出的药汁，加盖闷约3分钟即可饮用。

〔功　效〕行气化瘀，清心解郁，利胆退黄。

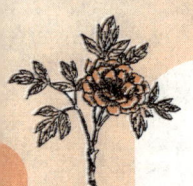

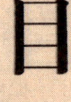

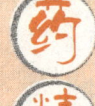

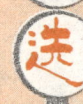

郁金多味茶

〔配　方〕黄芪、丹参各30克，郁金、何首乌、浙贝母、佛手柑各20克，白术、桃仁、陈皮各15克。

〔制用法〕当茶饮，每日1剂。

〔功　效〕有疏肝健脾、化痰祛瘀的作用。

荷叶郁金粥

〔配　方〕郁金15克，荷叶20克，山楂干30克，粳米100克，冰糖5克。

〔制用法〕粳米、山楂、荷叶洗净。把荷叶撕成小块，与郁金一同放入开水中煎煮，大火10分钟。煮好后捞出荷叶、郁金，留汁备用。将粳米、山楂、冰糖放进药汁中，大火煮20分钟。后换小火煮10分钟即成。

〔功　效〕此方具有降压的作用，很适合高血压患者食用，对老年人更是有着明显的功效。

月季花

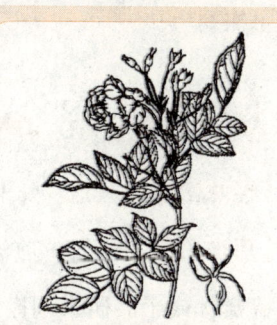

本草集解 / 现代研究 / 药膳精选

● 本草集解

释义 月季花又名月月红、胜春、瘦客、斗雪花等，为蔷薇科植物月季的花。月季在我国各地普遍栽培。月季花多在半开时采摘，因此呈花蕾类球形，直径1.5～2.5厘米；体轻、质脆、易碎。

气味 甘，温，无毒。

主治 活血化瘀，调经止痛。主治妇女肝气不舒、气血失调、经脉瘀阻不畅，以致月经不调、胸腹疼痛、食欲不振甚或恶心、呕吐等证。

附方

①**心痛难忍**：单用开水泡服，也可与玫瑰花、当归、香附同用。

②**瘰疬未破**：月季花头三钱，沉香五钱；炒芫花三钱，碾碎，加入大鲫鱼腹中。再用鱼肠封固，加酒、水各一盏，煮熟吃，即愈。鱼须放粪水内游死的才有效，此是家传方，救活人很多。

③**月经不调，经来腹痛，带下病**：月季根六钱，鸡冠花、益母草各三钱，水煎成汁，煮蛋食用。

④大便干燥：当归、丹参各3克，月季花6克，黄酒500克，将当归、丹参、月季花放入酒中浸泡，每天摇晃两次，3~5天后即可饮用，每天饮用两次，每次50克。

● 现代研究

【性味归经】性温，味甘，入肝经。

【用法用量】内服：煎汤，3~6克；或冲泡，或入丸、散。外用：适量，鲜品捣敷，或干品研末调搽。

【药用成分】本品含没食子酸、槲皮素、鞣质、色素等。

【药理作用】本品具有抗真菌作用。

【注意事项】孕妇及月经过多者慎服。

● 药膳精选

月季当归酒

〔配　方〕当归30克，红花20克，丹参、月季花各15克。

〔制用法〕上药共研末，用纱布包好，浸入1500毫升米酒中，7日后即可饮用。

〔功　效〕治疗痛经。

月季花汤

〔配　方〕月季花5朵，黄酒10克，冰糖适量。

〔制用法〕将月季花洗净加水150克，文火煎至100克，去渣取汁，加入冰糖和黄酒，调匀即成。每日1次，温热服用。

〔功　效〕活血调经，消肿止痛。

活血化瘀药

本草纲目方药精选

王不留行

本草集解 / 现代研究 / 药膳精选

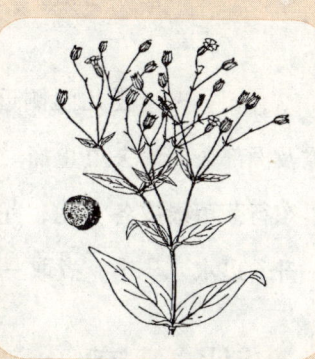

● 本草集解

释义 又名剪金花、金盏银花。李时珍说：多长在麦地里，苗高约一二尺，三四月开小花，如铎铃（形如钟的古代乐器），红白色。结果实像灯笼草子，壳有五棱，壳内包一果，大如豆，果内有小子，大如松子，生白熟黑，很圆，如细珠可爱。

气味 苦，平，无毒。

主治 金疮止血，逐痛出刺，除风痹内寒。久服轻身耐老增寿。《神农本草经》

止心烦鼻衄，痈疽恶疮瘘乳，妇人难产。《名医别录》

治风毒，通血脉。（甄权）

疗游风风疹，妇人月经先后不定期，颈背部长疮。《日华诸家本草》

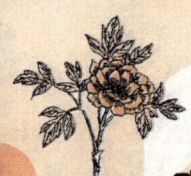

附方

①**头风白肩**：王不留行、香白芷等份，研为末干撒头皮上，第二天清晨梳去。

②**痛疽妒乳**：婴儿两侧近牙龈处肿硬隆起的脂肪垫、耳后间擦性湿疹、白秃及面部久疮，去虫止痛。《千金方》用王不留行汤：王不留行、东南桃枝、东行茱萸根皮各五两，蛇床子、牡荆子、苦竹叶、蒺藜子各三升，大麻子一升，以水二斗半，煮取一半频频洗。

现代研究

【**性味归经**】性平，味苦。入肝、胃经。

【**用法用量**】内服：6~9克，入汤剂或丸散。外用：适量，耳穴埋豆。

【**药用成分**】种子含多种皂苷，其中王不留行皂苷，由棉根皂苷元、葡萄糖醛酸、葡萄糖、木糖、阿拉伯糖、岩藻糖组成。皂苷水解可得王不留行次皂苷，继续水解得棉根皂苷元和葡萄糖醛酸。又含异肥皂草苷、酸解时其苷元肥皂草素一部分脱水而生成的牡荆素，此外，还含淀粉、脂肪、蛋白质。

【**药理作用**】王不留行具有抗着床、抗早孕作用，同时又能调节生理功能，影响体内代谢，使小鼠血浆和子宫组织中第二"信使"物质，CAMP明显增高。

【**注意事项**】王不留行无明显的不良作用，但孕妇、月经过多者、小便带血而无滞涩疼痛者，均应忌用本药。此外，由于动物实验发现王不留行有抗早孕作用，因此准备怀孕的女性忌用。

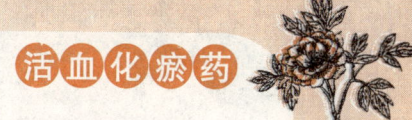

药膳精选

生乳方

〔配　方〕王不留行20克，党参、漏芦、麦冬各15克，白术、炙山甲（代）、通草、路路通、当归各10克，天花粉、白芷、橘叶、橘络各12克。
〔制用法〕水煎服，每日1剂，5日为1个疗程。
〔功　效〕治疗产后缺乳。

前列腺活血汤

〔配　方〕王不留行、败酱草各30克，穿山甲（代）、桃仁、半边莲红花各10克，白花蛇舌草、赤芍、川芎各15克，丹参、黄柏、泽兰各20克，甘草6克。随证加减。
〔制用法〕水煎服，每日1剂，14日为1个疗程。
〔功　效〕治疗慢性前列腺炎。

王不留行饮

〔配　方〕王不留行、茜草各30克，红糖100克，红牛膝根15克。
〔制用法〕先将前三味药用清水洗净。锅中加入适量水，放入已洗好的药材，小火慢煎15分钟，加入红糖煎片刻即成。
〔功　效〕本品行血通经、化瘀调经，适宜于瘀血阻滞引起的月经过少或闭经。

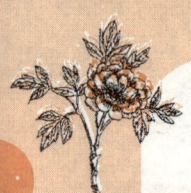

延胡索

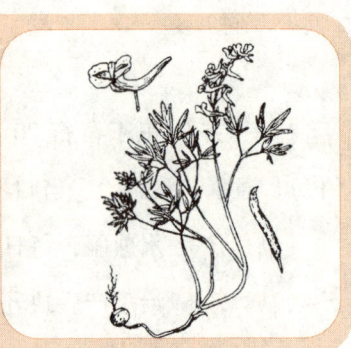

本草集解

释义 延胡索又名玄胡索、元胡索、元胡。陈藏器说：延胡索生长在奚地，从安东道运来，根像半夏，色黄。

李时珍说：奚也就是东北夷地。现在二茅山西上龙洞有栽种。每年寒露后栽种，立春后生苗，叶如竹叶样，三月长三寸高，根丛生像芋卵，立夏后挖取。

气味 辛，温，无毒。

主治 延胡索，能行血中气滞，气中血滞，故专治一身上下诸痛。

主破血、产后诸病因血所为者。妇人月经不调，腹中结块，崩中淋露，产后血运，暴血冲上，因损下血，或酒摩及煮服。

附方

①小儿腹痛：玄胡索、茴香等份，炒后研末，每次空腹米汤送服，剂量根据患者年龄大小而定。

②老少咳嗽：玄胡索一两，枯矾二钱半，研末，用软饧调和，每次含服二钱。

③产后诸病：凡产后血污不净，腹满，及产后血晕，心头硬，或寒热不禁，或心闷，手足烦热等病，都可将玄胡索炒后研末，每次用酒送服一钱，很有效。

现代研究

【性味归经】性温，味辛、苦。入心、肝、脾经。

【用法用量】煎服，3～9克；研末服，1.5～3克。延胡索醋制后，可使其有效成分的溶解度大大提高，从而加强药效。

【药用成分】从延胡索中分离的生物碱有二十多种，主要有紫堇碱，dl-四氢掌叶防己碱，原阿片碱，L-四氢黄连碱，dl-四氢黄连碱，L-四氢非州防己碱，延胡索辛、壬、癸、子、丑、寅，黄莲碱素，去氢延胡索甲素，延胡索胺碱，去氢延胡索胺碱等。

【药理作用】有显著镇痛作用；还有镇静、催眠与安定作用；能明显扩张冠状动脉，增加冠脉血流，降血压；解痉、抗溃疡及肌肉松弛等；现代临床可用于局部麻醉、急慢性扭伤、失眠、内脏痉挛性或非痉挛性疼痛等。

【注意事项】本品活血行气，故孕妇慎服。

药膳精选

四磨饮

〔配　方〕延胡索10克，柴胡、乌药、广木香、莱菔子、陈皮、谷芽、麦芽各10克，黄芪、党参各6克，赤芍、白芍、地丁草、金银花、槟榔各12克，甘草4.5克。加减：便秘者加生大黄6克；腹胀甚者加沉香6克，枳壳、川楝子各9克；呕吐甚者加法半夏、代赭石各10克。

〔制用法〕每日1剂，水煎服。

〔功　效〕治疗术后肠粘连。

延胡胫骨酒

〔配 方〕狗胫骨500克,延胡索、当归、千年健、威灵仙、百步舒、杜仲、元胡、大枣、茜草各120克,制川乌、细辛各15克,三棱、莪术各30克,红花50克,川牛膝100克,白酒400毫升。

〔制用法〕16味药和狗胫骨洗净,捣碎,置容器中,加入白酒,密封。浸泡20天,过滤去渣即成。

〔功 效〕祛风除湿,活血化瘀。

延胡半夏饮

〔配 方〕细辛3克,延胡索、牛蒡子、半夏各10克,川芎、白芷各15克。

〔制用法〕上药清水煎煮,取汁温服,每日1剂,每日早、晚各服用1次。

〔功 效〕治头痛。

清热解表药

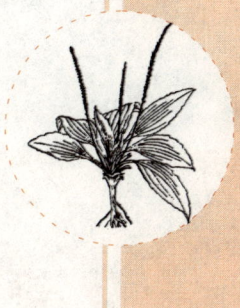
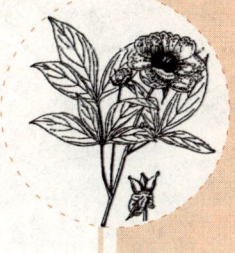
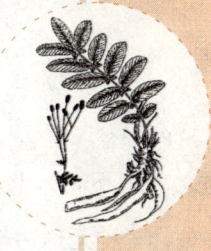
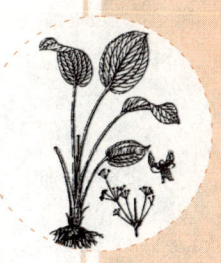

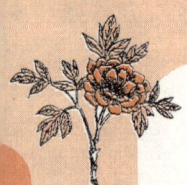

本草纲目

黄连

本草集解　现代研究　药膳精选

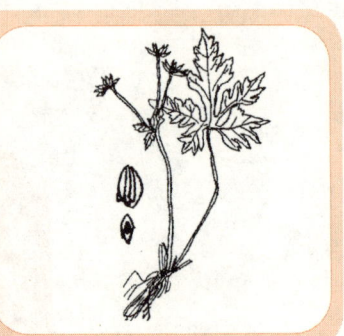

方药精选

● 本草集解

释义 别名王连、支连。时珍曰：黄连，汉末《李当之本草》，惟取蜀郡黄肥而坚者为善。唐时以澧州者为胜。今虽吴、蜀皆有，惟以雅州，眉州者为良国。药物之兴废不同如此。大抵二种：一种根粗无毛有珠，如鹰鸡爪形而坚实，色深黄；一种无珠多毛中虚，黄色稍淡，各有所宜。

气味 苦，寒，无毒。

主治 热气，目痛眦伤泣出，明目，肠澼腹痛下痢，妇人阴中肿痛。久服令人不忘。

主五脏冷热，久下泄澼脓血，止消渴大惊，除水利骨，调胃厚肠益胆，疗口疮。

治五劳七伤，益气，止心腹痛，惊悸烦躁，润心肺，长肉止血，天行热疾，止盗汗疮疥。猪肝蒸为丸，治小儿疳气，杀虫。

治郁热在中，烦躁恶心，兀兀欲吐，心下痞满。

主心病逆而盛，心积伏梁。

去心窍恶血，解服药过剂烦闷及巴豆、轻粉毒。

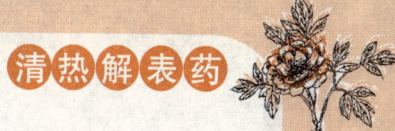

附方

①**口舌生疮**：用黄连煎酒，时含呷之。赴筵散：用黄连、干姜等份，为末掺之。

②**肝火痛症**：黄连、姜汁炒后研末，用粥糊成梧桐子大的药丸，每次用白开水送服三十丸。左金丸：黄连六两，吴茱萸一两，一起炒后研末，用神曲打糊为丸，每次用开水送服三四十丸。

③**酒痔下血**：黄连（酒浸，煮熟）为末，酒糊丸梧子大。每服三四十丸，白汤下。

④**骨节积热**：渐渐黄瘦，黄连四分切，以童子小便五大合浸经宿，微煎三四沸，去滓，分为二服。

⑤**小儿疳热**：猪肝一个，清洗干净，黄连五两，切碎后用水和好，纳入肚中缝好，放在五升粳米上蒸烂，连同少许饭捣烂做成梧子大小的丸。每服二十丸，米汤送下。配调血清心的药服用，效果更好。

现代研究

【**性味归经**】性寒，味苦。入心、肝、胃、大肠经。

【**用法用量**】内服：2～10克，煎汤，或入丸散。外用：适量，研末敷。生用长于泻火解毒燥湿，清心与大肠火。酒炒引药上行，并可缓和苦寒之性。

【**药用成分**】主含小檗碱，含量高达5%～8%。其他生物碱有黄连碱、甲基黄连碱、棕榈碱、非洲防己碱等。

【**药理作用**】降血压，降眼压，降体温，预防动脉硬化；降血糖，抗脂质过氧化，清除自由基；抗炎，抗溃疡，抗肿瘤，抗辐射；抑制白血病细胞；止泻、健胃、镇痉、免疫调节等。

【**注意事项**】凡有胃虚呕恶，脾虚泄泻，五更肾泻者，均慎服。此外，用药期间禁食猪肉。

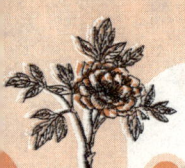

● 药膳精选

解毒泻心汤

〔配　方〕黄连、竹叶各5克，黄芩、黄柏、栀子各10克，大青叶15克，滑石12克，苦参8克，生甘草3克。

〔制用法〕每日1剂，水煎分3次服。

〔功　效〕治疗小儿手足口病。

黄连乌梅丸

〔配　方〕黄连（去须）、炒乌梅肉各120克。

〔制用法〕上药混合后共同研为细末。炼蜜为丸，如梧桐子大。每次服用20丸，饭前以温米汤送下，每日2次。

〔功　效〕热利不瘥。

黄连莲子汤

〔配　方〕黄连10克，莲子肉30克，党参15克。

〔制用法〕锅中加入适量清水，放入黄连、莲子、党参。先用大火煮沸，再改用小火煎半小时，吃莲肉喝汤，每天2次。

〔功　效〕本汤具有清热燥湿、泻火解毒的功效，适用于肠癌里急后重。痢疾里急后重者忌用。

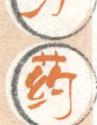
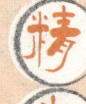

金银花

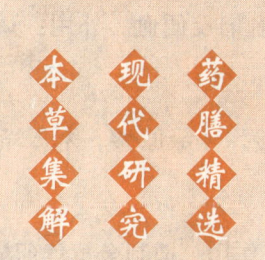
本草集解　现代研究　药膳精选

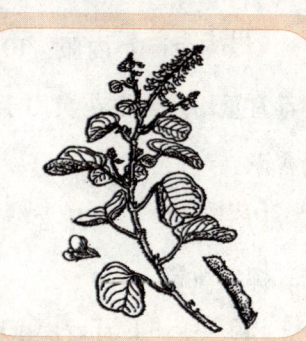

本草集解

释义 金银花为忍冬科多年生半常绿缠绕性木质藤本植物忍冬、红腺忍冬、山银花或毛花柱忍冬的干燥花蕾或带初开的花。主产于河南、山东等地。

气味 甘，温，无毒。

主治 "主一切风湿气，及诸肿毒、痈疽疥癣、杨梅诸恶疮。散热解毒。"《本草纲目》

"金银花，善于化毒，故治痈疽、肿毒、疮癣、杨梅、风湿诸毒，诚为要药。毒未成者能散，毒已成者能溃，但其性缓，用须倍加，或用酒煮服，或捣汁搀酒顿饮，或研烂拌酒厚敷。"《景岳全书·本草正》

附方

①疮疡不愈：海浮石（烧红，醋淬数次）二两，金银花一两，为末。每服二钱半，水煎服。病在上，食后；在下，食前。一年者，半年愈。

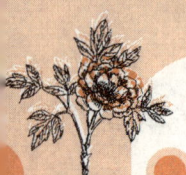

现代研究

【性味归经】 性寒，味甘。入肺、心、胃经。

【用法用量】 内服：10~20克，煎汤或入丸散。通常生用。解表轻用，解毒宜重用。金银花炭用于治血痢及便血。外用：适量，鲜品捣敷。也可煎汤含漱。

【药用成分】 本品含绿原酸、异绿原酸、木犀草素、忍冬苷、肌醇、皂苷、挥发油等。

【药理作用】 具有广谱抗菌作用，抑制金黄色葡萄球菌、痢疾杆菌；对流感病毒及皮肤真菌也有抑制作用；对免疫系统有双向调节作用；加强肠蠕动，促进胃液及胆汁分泌，保护和治疗肝损伤；消炎，解热，兴奋中枢神经系统，降低血浆中胆固醇含量；临床报道，本品配黄芩（现成银黄注射液及片剂）对上呼吸道感染、急性扁桃体炎、肺炎等有较好的疗效。

【注意事项】 脾胃虚寒及疮疡属阴证者慎服。

药膳精选

金银花酒

〔配　方〕金银花50克，甘草10克。

〔制用法〕将上2味药用水2碗，煎取半碗，再入酒半碗，略煎，分3份。早、中、晚各服1份，重者每日2剂。

〔功　效〕适用于痈疮。

银花薄荷精

〔配　方〕金银花300克，薄荷100克，白扁豆300克，白糖500克。

〔制用法〕上3味加水适量，反复煎2次，滤取汁600毫升，再用文火煎成浓缩汁，再放入白糖搅拌，吸起其中水分，取出放阴凉通风处晾干，成粗粒，装瓶备用。每日3次，每次用开水冲服20克。

〔功　效〕养阴清热，透表除疹。外感风热所致的痱子。

银花莲子汤

〔配　方〕金银花30克，莲子（不去芯）50克。

〔制用法〕先将金银花冲洗干净，备用。再用金银花煮水，取汁去渣。用汁煮莲子，加入冰糖即可。

〔功　效〕本汤具有清热解毒、健脾止泻的功效。

金银花露

〔配　方〕金银花、蜂蜜各30克。

〔制用法〕金银花冲洗干净。放入锅中加适量水煎汁，去渣，调入蜂蜜饮用。

〔功　效〕适用于肺燥咳嗽患者。

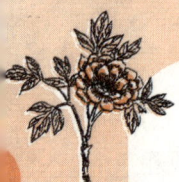

本草纲目

薄荷

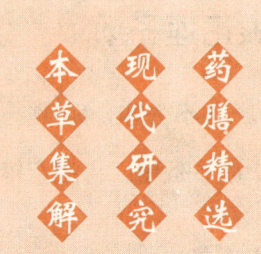
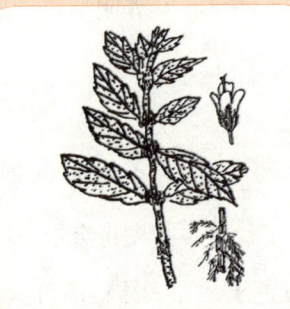

本草集解 现代研究 药膳精选

方药精选

● 本草集解

释义 李时珍说：薄荷是俗称，菝荷，茇荷，芨荷是薄荷的误称，是因方音不同所讹传。现在入药用的以苏州产品最佳，故陈士良称其为吴菝荷区别。寇宗奭说：人称此药为南薄荷，因另有种龙脑薄荷，目的是为了区别。汪机说：治小儿病的方中多用金钱薄荷，其叶圆小像钱币，写成金银薄荷是错的。

气味 辛，温，无毒。

主治 主贼风伤寒，恶气心腹胀满，霍乱，宿食不消，下气，煮汁内服，能发汗，解劳乏，也可以生吃。《新修本草》

长期做菜吃，能却肾气，辟邪毒，除疲劳，使人口气香洁。煎汤洗，治漆疮。（孙思邈）能通利关节，发毒汗，驱邪气，破血止痢。（甄权）

利咽喉，疗口齿诸病。治淋巴结核疮疥，风瘾疹。捣成汁含嗽，去舌苔语涩。用叶塞鼻，止衄血。外涂治蜜蜂蜇伤。（李时珍）

附方

①**风气瘙痒**：大薄荷、蝉蜕各等份，同研末，每次用温酒调服一钱。

②**眼弦赤烂**：薄荷，以生姜汁浸一宿，晒干为末。每用一钱，沸汤泡洗。

③**淋巴结核或破未破**：以新薄荷二斤取汁，皂荚一挺，水浸，去皮，捣取汁同于瓦器内熬膏。加连翘末半两，青皮、陈皮、黑牵牛半生半炒各一两，皂荚子一两半，一同捣烂和成梧桐子大小的丸。每次服三十丸，煎连翘汤服下。

④**眼角红烂**：薄荷用生姜汁浸一夜，取出晒干研为末。每用一钱，沸汤泡洗。

● 现代研究

【性味归经】性凉，味辛。入肺、肝经。

【用法用量】内服：煎汤，3～5克；宜后下；或入丸、散。外用：适量，捣汁或煎汁涂。

【药用成分】薄荷新鲜叶含挥发油0.8%～1%，干茎叶含1.3%～2%。油中主要成分为薄荷醇，含量约77%～78%，其次为薄荷酮，含量为8%～12%，还含乙酸薄荷酯、莰烯、柠檬烯、异薄荷酮、蒎烯、薄荷烯酮、树脂及少量鞣质、迷迭香酸。

【药理作用】薄荷或薄荷油少量内服有兴奋中枢神经的作用，通过末梢神经使皮肤毛细血管扩张，促进汗腺分泌，增加散热，故有发汗解热作用；薄荷醇有局部麻醉和局部止痛作用；薄荷对四氯化碳所致损伤有一定保护作用，并有显著的利胆作用；薄荷醇能促进呼吸道分泌，降低其黏稠度，而使痰液易于排泄；对多种细菌、病毒、真菌有良好的抑制作用，并有抗炎作用。

【注意事项】薄荷不宜长时间咀嚼，会反复刺激口腔黏膜，导致口腔黏膜角化层增厚，细菌侵入，使口腔黏膜受到损害。

食用薄荷忌食辛辣、羊肉等食物。羊肉、辛辣食物等易生火助燥，损津耗气，薄荷为芳香辛散之品，也易发汗耗气，两者同时食用，损伤正气。

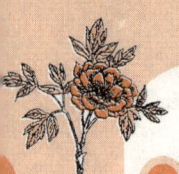

● 药膳精选

薄荷甘草茶

〔配　方〕薄荷 2~5 克，甘草 1~3 克。

〔制用法〕用沸水冲泡即可。

〔功　效〕常饮此茶，对咽喉痒痛有防治作用。适用于咳嗽（风热型）。

薄荷汤

〔配　方〕薄荷叶 10 克，精盐、香油少许。

〔制用法〕将薄荷叶清洗干净，切碎，用开水烫一下，放香油和精盐即可。

〔功　效〕解毒败火。

薄荷粥

〔配　方〕杏仁 30 克（去皮尖），鲜薄荷 10 克，粳米 50 克。

〔制用法〕先将杏仁放入沸水中煮到七分熟。再加入粳米共煮成粥，加入薄荷，煮片刻即可食用。

〔功　效〕本粥具有宣肺散寒、化痰平喘的功效。

清热解表药

本草纲目

菊花

本草集解　现代研究　药膳精选

方药精选

● 本草集解

释义 又名节华、日精、更生、周盈。节华之名,取其与节候相应。《抱朴子》说:仙方中所说的日精、更生、周盈,指的都是菊,只是根、茎、花、实的不同叫法。李时珍说:菊的品种不下百种,宿根自生,茎、叶、花、色,各不相同。一般只用单叶味甘的入药,如《菊谱》中所载的甘菊、邓州黄、邓州白之类。甘菊原产于山野,现在人们都有栽种。它的花细碎,品位不太高,花蕊像蜂巢,内有细小的子。

气味 苦,辛,无毒。

主治 本品能治诸风眩肿痛、目欲脱、泪出、皮肤死肌、恶风湿痹。久服能使身体轻健,抗衰老。《神农本草经》

能疗腰痛,除胸中烦热,安肠胃,利五脉,调四肢。《名医别录》

能治头目风热、眩晕、脑骨疼痛、祛一切风邪,能通利血脉。(甄权)

附方

①**眼目昏花**:用甘菊花一斤,红椒(去目)六两,为末,用新地黄汁和

丸梧子大。每服五十丸，临卧茶清下。

②**延年益寿**：九月九日采菊花二斤，茯苓一斤，一同捣碎后筛出末。每次服二钱，温酒调下，一日三次；或者用炼过的松脂，和末做成鸡蛋大的丸，每次服一丸，常食。

③**膝风疼痛**：用菊花、石膏、川芎各三钱，研成细末。每次服一钱半，用茶水调和服下。

④**醉酒不醒**：取九月九日的真菊花，研为细末，饮服一茶匙即醒。

现代研究

【性味归经】性微寒，味苦。入肺、肝经。

【用法用量】内服：以水煎服，6~10克；或入丸、散。外用：取适量煎水洗或捣敷。

【药用成分】菊花含挥发油，包括龙脑、樟脑、菊油环酮等，同时又含有三萜类化合物和黄酮类，类酮类化合物有槲及苷、大波斯菊苷、刺槐苷、百里香酚以及色素、菊苷氨基酸、多糖、香豆精、维生素A、维生素B_1。

【药理作用】本品具有扩张冠脉、增加冠脉流量、降低血压、抑制局部毛细血管通透性、抗菌、抗病毒、抑制钩端螺旋体、解热、抗炎、抗衰老、保护红细胞膜等作用。

【注意事项】菊花性微寒，长期服用或用量过大，可伤脾胃阳气，会有胃部不适、肠鸣便溏等胃肠反应，因此孕妇及脾胃虚寒者不宜用。另外痰湿型、血瘀型高血压患者也不宜用菊花降压。

药膳精选

菊花龙井茶

〔配　方〕菊花10克，龙井茶3克。

〔制用法〕上2味,去杂质,共放入茶杯内,冲入沸水,加盖泡10分钟。代茶饮,每日1剂。

〔功　效〕疏风清热,平肝明目。可用于风热初起的感冒,早期高血压病,肝火上亢所致的头痛等。

菊花枸杞茶

〔配　方〕菊花5克,枸杞子3克。

〔制用法〕将菊花与枸杞子一同放入茶杯中,用沸水冲泡,每日当茶饮。

〔功　效〕适用于"三高"患者,常饮此茶可清火明目。

银花白菊饮

〔配　方〕白菊花15克,金银花10克,冰糖适量。

〔制用法〕将白菊花、金银花稍微冲洗干净,放入锅中,加适量清水,武火烧沸,放入冰糖,转文火慢熬至冰糖溶化,调匀后温服。

〔功　效〕解表清热,清肝明目,祛风清肺。

枸杞菊花粥

〔配　方〕枸杞子15克,白菊花4克,糯米150克。

〔制用法〕将枸杞子、白菊花切碎,备用。锅中加入适量水,放入糯米、枸杞子、白菊花泡30分钟,再用文火煮成粥。

〔功　效〕养阴清热、补肝明目。

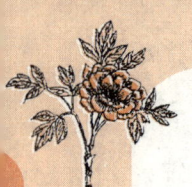

柴胡

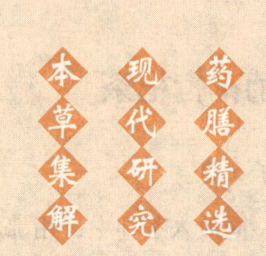
本草集解 / 现代研究 / 药膳精选

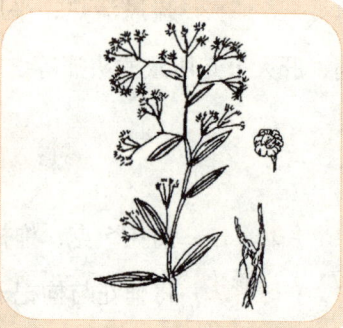

本草集解

释义 茈胡字有柴、紫二音。茈姜、茈草之茈皆音紫，茈胡之茈音柴。茈胡生山中。嫩则可茹，老则采而为柴，故苗有芸蒿、山菜、茹草之名，而根名柴胡也。银州所产柴胡长尺余而微白且软，不易得也。北地所产者，亦如前胡而软，今人谓之北柴胡是也，入药亦良。南土所产者，不以前胡，正如蒿根，强根不堪使用。

气味 苦，辛，无毒。

主治 主心腹疾病，祛胃肠中结气，及饮食积聚，并能除寒热邪气，推陈致新。久服可轻身，明目，益精。《神农本草经》

除伤寒心下烦热，各种痰热壅滞，胸中气逆，五脏间游气，大肠停积水胀及湿痹拘挛。也可煎汤洗浴。《名医别录》

附方

①**湿热黄疸**：柴胡一两，甘草二钱半，作一剂，以水一碗，白茅根一握，煎至七分，任意时时服，一日尽。

②**虚劳发热**：柴胡、人参各等份，每次取三钱，加姜枣同水一起煎服。

③**眼睛昏暗**：取柴胡六铢（一铢约合今制0.67克），决明子十八铢，共研为末，人乳调匀，敷眼上即可。

④**湿热下痢**：柴胡、黄芩各等份，酒、水各半升煎至七分。浸冷后服用。

现代研究

【**性味归经**】性微寒，味辛、苦。入肝、胆经。

【**用法用量**】内服：煎汤，3～10克；或入丸、散。外用：适量，煎水洗；或研末调。

【**药用成分**】本品含柴胡皂苷、柴胡醇、挥发油、芸香苷、生物碱等。

【**药理作用**】解热、镇静、镇痛、镇咳、抗炎作用。柴胡的水浸剂与煎剂均能使犬的总胆汁排出量与胆盐成分增加。柴胡皂甙浓度在 $(1~2)×10^{-4}$，能兴奋离体肠平滑肌，且不为阿托品对所抗。

柴胡皂甙能使摄取含胆固醇、胆酸饮料大鼠的胆固醇与甘油三酯降低，且以后者较为明显。

【**注意事项**】柴胡有发汗作用，真阴亏损、肝阳上亢及阴虚火旺者忌用。

药膳精选

大柴胡汤

〔**配　方**〕柴胡、黄芩、枳实、大黄、半夏各15克，白芍、红藤、连翘各20克，大枣5枚，生姜3片。

〔**制用法**〕体温高者加蒲公英、生石膏各30克；有黄疸者加茵陈、金钱草各30克；痛甚者加川楝子、延胡索各15克；腹胀加大腹皮、炒莱菔子各15克。水煎成250毫升，分2次口服或胃管内注入。每日1剂，7日为1个疗程。

〔**功　效**〕治疗急性水肿型胰腺炎。

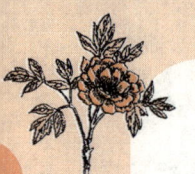

柴胡白芍茶

〔配　方〕柴胡、白芍、党参、白术各10克,甘草5克,大枣10枚。

〔制用法〕水煎当茶饮。

〔功　效〕适用于慢性肝炎(肝郁脾虚型)。

柴胡饮

〔配　方〕柴胡20克,黄芩、半夏、白芍各15克,枳实、生姜、大黄各10克,大枣4枚,白糖30克。

〔制用法〕将以上药物放入炖锅内,加入清水适量,置武火上煎煮25分钟,停火,过滤去渣,留药液。在药液中加入白糖搅匀即成。

〔功　效〕舒肝解郁,止泄泻,止呕吐。适用于胸胁苦满、心下痞、下痢肠炎患者饮用。

柴胡青叶粥

〔配　方〕大青叶、柴胡各15克,粳米30克,白糖适量。

〔制用法〕先将大青叶、柴胡洗净。锅中加入1500毫升水,放入大青叶、柴胡煎至水约1000毫升停。去渣取汁,再加入粳米煮粥,粥熟,入白糖调味即可。

〔功　效〕清泻肝火。

清热解表药

葛根

本草集解　现代研究　药膳精选

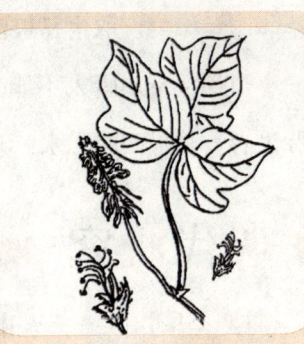

● 本草集解

释义 李时珍说：葛有野生、家种两种。它的蔓藤延长，可作精细葛布，它的根外紫内白，长者七八尺。叶有三尖，如枫叶而长，向阳的一面青色，背面淡，花成穗，累累连缀，红紫色。荚如小黄豆荚，也有毛，子绿色，扁扁的，如盐梅子核，生嚼有腥气，八九月采，就是《神农本草经》所说的葛谷。

气味 甘，辛，平，无毒。

主治 消渴，身大热，呕吐，诸痹，起阴气，解诸毒。《本经》
疗伤寒中风头痛，解肌发表出汗，开腠理，疗金疮，止胁风痛。《别录》
治天行上气呕逆，开胃下食，解酒毒。（甄权）
治胸膈烦热发狂，止血痢，通小肠，排脓破血。傅蛇虫啮，署毒箭伤。《大明》

附方

①时气头痛，发热：生葛根洗净，捣汁一大盏，豆豉一合，煎剩六分，

去渣分次服，汗出即愈，未出汗再服，如果心热，加栀子仁十枚。

②伤筋出血：葛根，捣汁饮。干者，煎服。仍熬屑敷之。

③酒醉不醒：取生葛根汁二升，服下。

④数种伤寒：庸人不能分别，今取一药兼治。天行时节，初觉头痛，内热脉洪者。葛根四两，水二升，入豉一升，煮取半升服。捣生根汁尤佳。

● 现代研究

【性味归经】性平，味甘、辛。入脾、胃经。

【用法用量】葛根用量一般10～15克，大剂量可用到60克。

【药用成分】葛根中所含化合物以黄酮类为主，包括大豆甙、大豆甙元4，7-二葡萄糖甙、尿囊素、β-谷甾醇、胡萝卜甙、6，7-二甲氧基香豆素、5-甲基海因等。

【药理作用】葛根煎剂、浸剂和总黄酮都有一定降压作用；葛根是一种有效的肾上腺素受体阻滞剂，此作用是其降压和抗快速心率失常的机理之一；葛根煎剂及葛根素有降血糖作用；所含异黄酮类化合物有降血脂作用；葛根素还有抗血小板聚集作用；还有益智、抗氧化、抗肿瘤等作用。

【注意事项】其性凉，易于动呕，胃寒者当慎用。不可多服，恐损胃气。夏日表虚汗多尤忌。凡中气虚而热郁于胃者，应慎用。

● 药膳精选

芪葛通络升清汤

〔配　方〕葛根、黄芪、赤芍各20克，红花6克，川芎10克，桃仁、炒当归尾、广地龙、明天麻、桑寄生各15克，仙茅、淫羊藿各12克。

〔制用法〕加减：如痰浊明显加半夏、天南星；头痛明显加细辛、延胡索；瘀象明显加土鳖虫、丹参；颈痛肩酸痛明显加五加皮、威灵仙。每剂药先加水500毫升，浸泡15分钟后，煎汁200毫升，如此煎2次后混合，分早、晚2次温服。1周1个疗程。

〔功　效〕治疗颈椎病。

葛根枸杞茶

〔配　方〕葛根、枸杞子各10克，生地黄、西洋参各5克。

〔制用法〕将以上诸药用清水浸泡半小时后，用清水煎煮3次，合并药汁后，当茶饮。

〔功　效〕有滋补肝肾、生津止渴的功效。

葛花饮

〔配　方〕葛花25克，大豆汁、柑子皮汁各100克。

〔制用法〕上3味入砂锅内，煎沸2~3分钟，过滤去渣取汁。空腹温饮，一次饮完。

〔功　效〕解酒醒脾，益胃生津。适用于酒醉不醒。

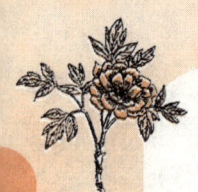

本草纲目

方药精选

麻黄

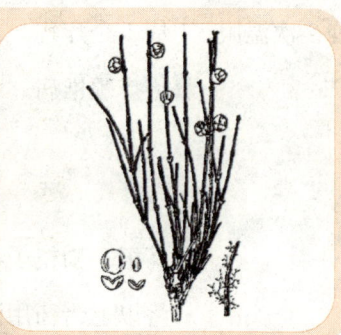

● 本草集解

释义 别名龙沙、卑相、卑盐。时珍曰：诸名殊不可解。或云其味麻，其色黄，未审然否？《别录》曰：麻黄生晋地及河东，立秋采茎，阴干令青。弘景曰：今出青州、彭城、荥阳、中牟者为胜，色青而多沫。蜀中亦有，不好。时珍曰：其根皮色黄赤，长者近尺。

气味 甘，平，无毒。

主治 治中风伤寒头痛，温疟，发表出汗，祛邪热气，止咳逆上气，除寒热，破癥坚积聚。《神农本草经》

治五脏邪气缓急，风胁痛，止好唾，通腠理，解肌，泄邪恶气，消赤黑斑毒。麻黄不可多服，多服令人虚。《名医别录》

附方

①**虚汗无度**：麻黄根、黄芪等份，为末，飞面糊作丸梧子大。生用浮麦汤下百丸，以止为度。

②**风痹冷痛**：用麻黄（去根）五两，桂心二两，共研为末，加酒二升，

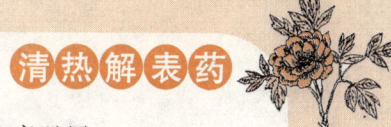

以慢火熬成糖稀，每服一匙，热酒调下，汗出见效。注意避风。

③诸虚自汗：取黄芪、麻黄根各一两，加牡蛎（淘米水浸洗后煅过）一起制成散剂。每服五钱，以水二盏，小麦百粒煎服。

● 现代研究

【性味归经】性温，味辛，微苦。入肺、膀胱经。

【用法用量】内服：煎汤，1.5～10克；或入丸、散。外用：适量，研末调敷。

【药用成分】草麻黄茎含生物碱1%～2%，其中40%～90%为麻黄碱，其次为伪麻黄碱及微量的 l-N-甲基麻黄碱、d-N-甲基伪麻黄碱等。木贼麻黄含生物碱1.15%～1.75%，其中主要是麻黄碱和伪麻黄碱。

【药理作用】松弛支气管平滑肌，兴奋中枢神经系统。

刺激交感神经使血管收缩、血压升高。

对流感病毒有抑制作用。

抗病毒，消炎，抗过敏。

解热、平喘、镇咳、利尿等。

【注意事项】表虚自汗、气虚喘咳、脾虚水肿、肝阳上亢、阳虚火旺者忌用。生麻黄的主要副作用是多汗、心慌，蜜炙麻黄可以减少其副作用。麻黄在复方中，毒素作用可以得到缓和，但用量也须注意。

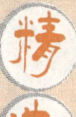

● 药膳精选

葛根麻黄饮

〔配 方〕葛根、麻黄各10克，白芍、生姜各15克，桂枝9克，甘草5克，大枣3粒，白糖20克。

〔制用法〕将前7味药装入炖杯内,加水适量,煎煮25分钟,去渣留汁。在药汁中加入白糖搅匀即成。

〔功　效〕清热解毒,止痢止痛。适用于恶寒、发热、下痢肠炎。

麻杏石甘汤

〔配　方〕麻绒4克,生石膏、杏仁各10克,甘草5克。加减:咳逆者加法半夏4克;痰多者加尖贝(狗牙贝)5克;咳重者加矮地茶10克;热重者加条芩8克。

〔制用法〕每日1剂,水煎3次口服。

〔功　效〕治疗小儿肺炎。

麻黄甘草汤

〔配　方〕麻黄124克,甘草62克。

〔制用法〕麻黄入五升水中煮沸,去沫;再加甘草,水煮至三升为宜。每次服一升。服后宜厚被发汗,不出汗就应再服。注意避风。

〔功　效〕治黄肿、脉沉、小便不利。

清热解表药

防风

本草集解 | 现代研究 | 药膳精选

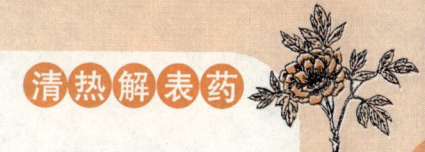

本草集解

释义 又名铜芸、茴芸、茴草、屏风。防，是御的意思。它的作用以治风为要，所以叫防风。李时珍说：江淮一带所产的大多是石防风，生长在山石之间。二月采其嫩苗做菜，味辛甘而香，称作珊瑚菜。它的根粗、外形丑，子可做种子。吴绶说，凡入药以黄色润泽的防风为好，白的多沙条，不好用。

气味 甘，温，无毒。

主治 治麻风、恶风头痛眩晕及风邪所致的视物不清、行痹、骨节疼痛等，久服可轻身。《神农本草经》

疗胁痛、肝风、头风、四肢挛急或破伤风。《名医别录》

能补中，安神。通利五脏，调理血脉，治疗三十六种风病、男子一切虚劳、目赤肿痛、遇风流泪、瘫痪。并治劳伤、盗汗、心烦身重等。《日华诸家本草》

附方

①自汗不止：防风（去芦）研为末，每次用浮小麦煎汤送服二钱。又方：

防风用麸炒过，用猪皮煎汤送服。注：芦头是指接近根部的叶柄残基。

②崩漏：防风去芦头，炙后研末，每次面糊酒调服一钱。另一方法：加蒲黄炭五分。

③风疮疥癣，皮肤瘙痒，搔成瘾疹：防风（去叉）、蝉蜕、猪牙皂荚（酥炙，去皮、子）各一两半，天麻二两。上四味捣为细末，用精羊肉煮熟捣烂，以酒熬为膏，丸如梧子大，每服三十丸，荆芥酒或茶汤下。

④妇人崩中：用防风去掉芦头，烤红后碾成末，每服一钱，以面糊调和，用酒调服，或者是把末放入面糊、酒中一同服下。此药屡经效验，不可等闲视之。

● 现代研究

【性味归经】性微温，味辛。入膀胱、肝、脾经。

【用法用量】内服：煎汤，4.5～9克；或入丸、散。发表多生用，治出血宜炒炭用，治泄泻可煨用。外用：适量，研末调敷。

【药用成分】本品含挥发油、色酮类成分、甘露醇、苦味苷、酚类、多糖类及有机酸等。

【药理作用】对人工发热家兔，经口给予防风煎剂或浸剂，有明显的解热作用，煎剂的作用较浸剂好。

小鼠灌服防风50%乙醇浸出液（蒸去乙醇）能明显提高痛阈，皮下注射同样有效。

新鲜防风榨出液在体外试验，对铜绿假单胞菌及金黄色葡萄球菌有一定的抗菌作用。

【注意事项】血虚痉急、头痛不因于风寒、溏泄不因于寒湿、二便秘涩、小儿脾虚发搐、慢惊风、慢脾风、气升作呕、火升发嗽、阴虚盗汗、阳虚自汗等病者忌服。

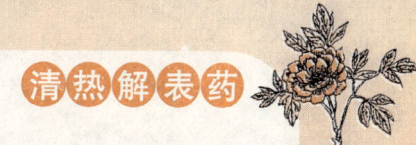

药膳精选

三叉止痛汤

〔配　方〕防风、白芷、秦艽、威灵仙、吴茱萸各10克，全蝎6克，地龙、川芎各12克，当归25克，生地黄20克，麦冬15克。痛剧者加珍珠母20克；风热者加荆芥12克；寒凝经脉者加细辛4克，赤芍药、红花各10克；肝阳上亢者加钩藤、蔓荆子各10克。

〔制用法〕每日1剂，水煎服。

〔功　效〕治疗三叉神经痛。

防同枳壳散

〔配　方〕防风、枳壳（麸炒）各30克，甘草15克。

〔制用法〕上药研为细末，每日饭前服6克，用白汤送服。

〔功　效〕治老人大肠秘涩。

地榆

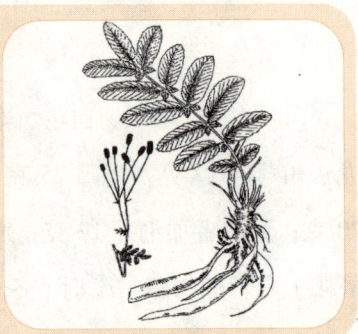

本草集解 · 现代研究 · 药膳精选

● 本草集解

释义 地榆又名玉豉、酸赭等，是蔷薇科植物地榆和长叶地榆的根，生于海拔三百米以下的草原、草甸、山坡草地、灌丛中或疏林下。主要分布在我国的东北、华北、西北、华东、西南及河南、湖北、湖南、广西等地。列为《本经》中品。

气味 苦，微寒，无毒。

主治 妇人乳产痓痛七伤，带下五漏，止痛止汗，除恶肉，疗金疮。《本经》

止脓血，诸瘘恶疮热疮，补绝伤，产后内寒，可作金疮膏。消酒，除渴，明目。《别录》

◢ 附方

①**血痢不止**：地榆晒研，每服二钱，掺在羊血上，炙熟食之，以捻头煎汤送下。一方：以地榆煮汁似饴，每服三合。

②**小儿面疮**：地榆八两、水一斗，煎五升，温洗之。

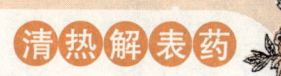

③虎犬咬伤：地榆煮汁内服，并研末外敷。也可研末，每次白开水送服二钱，日服三次。忌酒。

④毒蛇咬伤：新鲜地榆根，捣成汁饮用，并把汁涂在咬伤处。

● 现代研究

【性味归经】性微寒，味苦、酸。入肝、胃、大肠经。

【用法用量】内服：煎汤，6～15克；鲜品绞汁，30～90克；或入丸、散。外用：适量，煎水洗，或捣汁涂，或研末撒。

【药用成分】地榆含有地榆糖甙Ⅰ、Ⅱ，地榆皂甙A、B、E，其皂甙元为熊果酸。此外，尚含地榆素、地榆皂甙二内酯、原矢车菊甙元B-3及C-2、棕儿茶素A-1、B-3等。

【药理作用】本品具有止血、疗烫伤、抗菌、抗流感病毒、镇吐、抗炎、促进细胞免疫功能、止泻、抗溃疡、保肝等作用。

【注意事项】本品性凉酸涩，故体质虚寒或出血有瘀者慎用。热痢初起者不宜单独用。对于大面积烧伤，不宜使用地榆制剂外涂，以防其所含水解型鞣质被机体大量吸收而引起中毒性肝炎。

● 药膳精选

地榆黄酒

〔配　方〕生地榆30克，生大黄15克，蒲公英20克，土茯苓15克，黄酒300毫升。

〔制用法〕先将上述各药洗净。锅中加入450毫升水，放入全部药材，煎至150毫升，再加入黄酒煮沸，去渣取汁用。

〔功　效〕清热凉血、解毒利湿。

射干

本草集解　现代研究　药膳精选

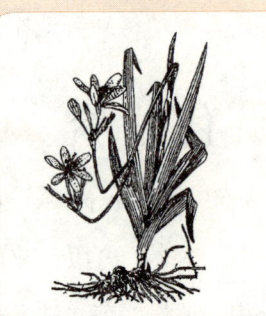

◉ 本草集解

释义 别名乌扇、乌吹、乌蒲、凤翼、鬼扇、扁竹、仙人掌、紫金牛、野萱花、草姜、黄远。颂曰：射干之形，茎梗疏长，正如射人长竿之状，得名由此尔。时珍曰：射干，即今扁竹也。今人所种，多是紫花者，呼为紫蝴蝶。

气味 苦，平，有毒。

主治 咳逆上气，喉痹咽痛，不得消息，散结气，腹中邪逆，食饮大热。《本经》

疗老血在心脾间，咳唾，言语气臭，散胸中热气。《别录》

苦酒摩涂毒肿。（弘景）

治疰气，消瘀血，通女人月闭。（甄权）

附方

①二便不通，诸药不效：紫花扁竹根，生水边者佳，研汁一盏服，即通。

②水蛊腹大，动摇水声，皮肤黑：用鬼扇根捣汁，服一杯，水即下。

③阴疝肿刺，发时肿痛如刺：用生射干捣汁与服取利。亦可丸服。

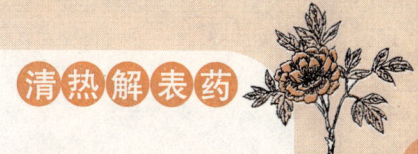

● 现代研究

【性味归经】味苦,性寒。归肺经。

【用法用量】内服:煎汤,5~10克;或入丸、散。外用:适量,煎水外洗;或研末吹喉,或捣烂敷。

【药用成分】本品含有鸢尾黄素、次野鸢尾黄素及野鸢尾苷等异黄酮,并含有射干醛及射干酮等成分。

【药理作用】射干对炎症早期和晚期均有显著的抑制作用;射干醇提取物对实验性大鼠体温升高有一定的解热作用;醇提取物灌胃能明显增加小鼠呼吸道排痰量;水煎剂对葡萄球菌、链球菌、炭疽杆菌、白喉杆菌、伤寒杆菌、人型结核杆菌均有较强的抑制作用。

【注意事项】本品用量过大能通利大肠,故脾虚便溏者慎用。孕妇慎用或忌用。

● 药膳精选

治乳糜尿方

〔配　方〕射干15克,白糖适量。

〔制用法〕射干水煎加入白糖,每日分3次口服;或制成丸,每服4克,每日3次,饭后服,10日为1疗程。

〔功　效〕除湿化浊。

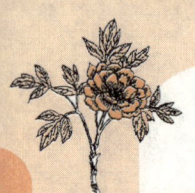

紫苏

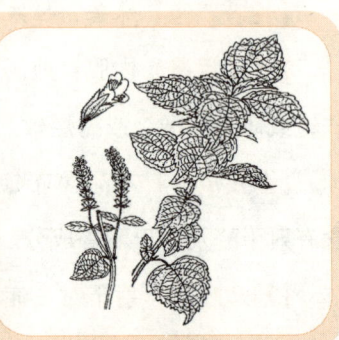

● 本草集解

释义 紫苏为唇形科一年生草本植物紫苏的叶和茎。其叶称紫苏叶（或苏叶），其茎称紫苏梗（或苏梗）。多为栽培，亦有野生。以夏秋采收的地上部分入药。生用。

气味 辛，温，无毒。

主治 发汗，解伤风头痛，消痰，定吼喘。《滇南本草》

解肌发表，散风寒。行气宽中，消痰利肺。和血温中，止痛，定喘，安胎。《本草纲目》

附方

①感寒上气：苏叶三两，橘皮四两，酒四升，煮一升半，分再服。

②霍乱胀满，未得吐下：用生苏捣汁饮之，佳。干苏煮汁亦可。

● 现代研究

【性味归经】味辛。性温。归肺、脾经。

【用法用量】煎服，3~10克。紫苏叶辛温发散，宜于外感风寒；紫苏梗微辛微温，无发汗解表作用，其行气作用亦较紫苏叶和缓，宜于气滞轻证及胎动不安。

【药用成分】紫苏中含有8种人体必需的氨基酸，紫苏叶片中粗蛋白含量较高，为27.8%，β-胡萝卜素含量为56.5毫克/千克；紫苏茎、叶中挥发油含量为0.57%；紫苏油中工α-亚麻酸含量为62.73%。

【药理作用】本品可促进肠蠕动及消化液分泌；减少支气管分泌，缓解支气管痉挛；缩短血凝时间及血浆复钙时间；对大肠杆菌、痢疾杆菌、葡萄球菌均有抑制作用；并有缓和的解热作用。

【注意事项】温病、阴虚发热、火升作呕、气虚表虚者忌服。

药膳精选

姜糖苏叶饮

〔配　方〕苏叶3~6克，生姜3克，红砂糖15克。

〔制用法〕将生姜洗净切丝，苏叶洗去尘垢，同装入茶杯内，以沸水200~300毫升，加盖浸泡5~10分钟，再加入红砂糖搅匀。

〔功　效〕发汗解表，温中和胃。

山楂紫苏粥

〔配　方〕山楂10克，紫苏20克，粳米100克。

〔制用法〕①将紫苏去杂质洗净；山楂洗净；粳米淘洗干净。

②将山楂、粳米、紫苏同放锅内，加水800毫升，置武火上烧沸，再用文火煮35分钟即成。

〔功　效〕健脾胃，美容颜，减肥，祛瘀。适合冠心病患者食用。

忍冬藤

药膳精选 / 现代研究 / 本草集解

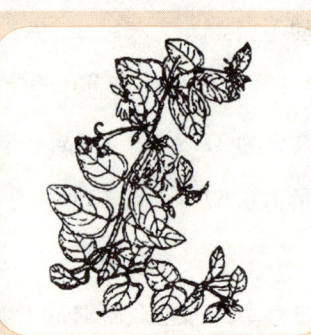

本草集解

释义 别名金银藤、鸳鸯藤、鹭鸶藤、老翁须、左缠藤、金钗股、通灵草、蜜桶藤。权景曰：藤生，凌冬不雕，故名忍冬。时珍曰：忍冬在处有之。附树延蔓，茎微紫色，对节生叶。叶似薜荔而青，有忍毛。

气味 甘，温，无毒。

主治 寒热身肿。久服轻身长年益寿。《别录》

治腹胀满，能止气下澼。（甄权）

热毒血痢水痢，浓煎服。（藏器）

治飞尸遁尸，风尸沉尸，尸注鬼击，一切风湿气，及诸肿毒，痈疽疥癣，杨梅诸恶疮，散热解毒。（时珍）

附方

①疮久成漏：忍冬草浸酒，日日常饮之。

②热毒血痢：忍冬藤浓煎饮。

清热解表药

现代研究

【性味归经】味甘，性寒。归肺、胃经。

【用法用量】内服：煎汤，9～30克；或入丸、散；或浸酒。外用：适量，煎水熏洗或捣敷。

【药用成分】含绿原酸、异绿原酸等。

【药理作用】忍冬藤含绿原素、异绿原酸；地上部分含马钱子苷、断马钱子苷二甲基缩醛、常春藤苷元。忍冬藤水浸液对白色葡萄球菌有抑制作用；水煎液可延长孤儿病毒所致的细胞病变；对钩端螺旋体也有抑制作用。

【注意事项】脾胃虚寒、泄泻不止者忌用忍冬藤。

药膳精选

忍冬藤酒

〔配　方〕忍冬藤1把，甘草40克，酒适量。

〔制用法〕将忍冬藤用木槌捣烂；甘草细锉。将2味药共同放入砂锅内，加入2碗水，文火煎至1碗，入酒适量，煎数沸，去渣，温饮适量。

〔功　效〕适用于病后、产后体虚，气短乏力等。

忍冬藤薏米粥

〔配　方〕鲜忍冬藤60克，薏米90克，粳米100克。

〔制用法〕将鲜忍冬藤洗净，煎汤，去渣留汁，放入薏米、粳米、加适量清水，文火煮2个小时即可。

〔功　效〕祛湿，解毒，利小便。

决明子

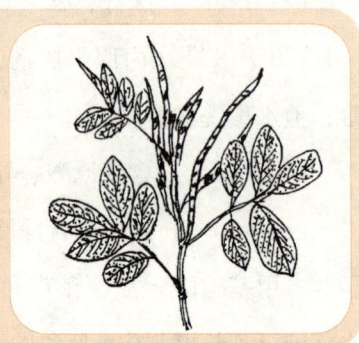

● 本草集解

释义 又名草决明、石决明。李时珍说：决明有二种，一种马蹄决明，茎高三四尺，叶大于苜蓿，而本小末奓，白天开，夜晚合，两两相帖。秋天开淡黄色花，五出，果细如豇豆，长五六寸，角中有种子数十颗，不均匀的相连，形状如马蹄，青色，治眼病最好。

另一种是茳芒决明，《救荒本草》称山扁豆，苗茎像马蹄决明，但叶的柄部小而尖，很像槐叶，夜间不闭合，秋天开深黄色花，五瓣，角大小如小指，长二寸左右，角中子排成列，形状如黄葵子但扁，褐色，味甘滑。

气味 咸，平，无毒。

主治 青盲，目淫肤，赤白膜，眼赤痛泪出。久服益精光，轻身。《本经》

助肝气，益精，以水调末涂，消肿毒。又贴脑心，止鼻洪。作枕，治头风明目，胜于黑豆。《日华》

治肝热风眼赤泪，每日取一匙挼净，空心吞之。百日后夜见物光。（甄权）

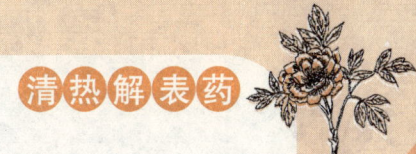

附方

①**补肝明目**：决明子一升，蔓荆子二升，以酒五升煮，曝干为末。每饮服二钱，温水下，日二服。

②**青盲雀目**：决明一升，地肤子五两，为末。米饮丸梧子大，每米饮下二三十丸。《普济方》

③**目赤肿痛、头风热痛**：决明子炒后研细，用茶调匀敷两侧太阳穴，药干即换一夜肿消。

现代研究

【性味归经】性微寒，味甘、苦。入肝、大肠经。

【用法用量】内服：煎汤，5～15克，大剂量可用30克；或研末；或泡茶饮。外用：适量，研末调敷。

【药用成分】新鲜种子含大黄酚、大黄素、芦荟大黄素、大黄酸、大黄素葡萄糖甙、大黄素蒽酮、大黄素甲醚、决明素、橙黄决明素，以及新月孢子菌玫瑰色素、决明松、决明内酯，尚含维生素 A。

【药理作用】决明子对多种细菌、真菌等有抑制和杀灭作用；决明子流浸膏有泻下作用；决明子注射液有降压作用，不仅能使收缩压明显降低，而且也能使舒张压明显降低；决明子能预防动脉粥样硬化；具有抗血小板聚集作用；对细胞免疫功能有抑制作用，对巨噬细胞吞噬功能有增强作用；煎剂能减轻四氯化碳等有害物质对肝脏的损害。

【注意事项】决明子药性寒凉，有明显的泄泻和降血压作用，因此脾胃虚寒、脾虚泄泻及低血压等患者不宜服用。决明子主要含有一些刺激肠道的化合物，长期服用可引起肠道病变。

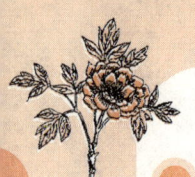

药膳精选

山楂决明大枣茶

〔配　方〕山楂20克，决明子15克，大枣50克，冰糖适量。

〔制用法〕山楂、决明子分别洗净，大枣去核、洗净。把全部材料一同放入锅内，倒入适量的清水，大火煮沸后，小火慢煮1小时，用冰糖调味即可。

〔功　效〕适用于高脂血（肝肾阳虚型）。

降脂方

〔配　方〕决明子15～30克。

〔制用法〕用决明子水煎服，每天1剂，分2次口服。

〔功　效〕清肝，润肠通便。适用于高脂血症。

决明子粥

〔配　方〕决明子10～15克，白菊花10克，粳米100克。

〔制用法〕先将决明子放入锅内，炒至微有香气时取出，待冷后与白菊花同煮，去渣取汁。用决明子熬出的汁和粳米同煮。粥成入冰糖，煮沸即可。

〔功　效〕本品能清肝明目、消脂通便，适宜于目赤红肿、怕光多泪、高血压、高血脂、习惯性便秘等证患者。

清热解表药

知母

本草集解　现代研究　药膳精选

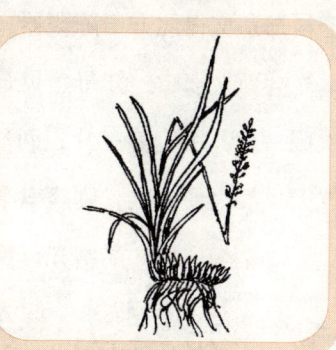

本草集解

释义 知母又名连母、货母、地参等，属植物的干燥根茎。列为《本经》中品。春秋二季采挖。除去须根及泥沙，晒干后习称"毛知母"；除去外皮，晒干后习称"知母肉"。

气味 苦，寒，无毒。

主治 消渴热中，除邪气，肢体浮肿，下水，补不足，益气。《本经》
心烦躁闷，骨热劳往来，产后蓐劳，肾气劳，憎寒虚烦。（甄权）
热劳传尸疰病，通小肠，消痰止嗽，润心肺，安心，止惊悸。《大明》
凉心去热，治阳明火热，泻膀胱、肾经火，热厥头痛，下痢腰痛，喉中腥臭。（元素）

附方

①久嗽气急：知母五钱（去毛切片，隔纸炒过），杏仁五钱（姜水泡，去皮尖，焙过），用水一碗半，煎成一碗，温服。再以莱菔子、杏仁等份为末，加米糊做成丸。服五十丸，姜汤送下。

②妊娠子烦：因服药致胎气不安，烦不得卧者。知母一两，洗焙为末，枣肉丸弹子大。每服一丸，人参汤下。医者不识此病，作虚烦治，反损胎气。产科郑宗文得此方于陈藏器《本草拾遗》中，用之良验。

③新久痰嗽：知母、贝母各一两，研细，巴豆三十枚，去油，研匀。每次服一合，用生姜三片，两段蘸上药末，放在口里细嚼咽下，服完即睡。第二天早晨大便一次，则痰嗽渐止。体质壮实者才可用。

④紫癜风疾：醋磨知母擦之，每日三次。

现代研究

【性味归经】性寒，味苦、甘。入肺、胃、肾经。

【用法用量】煎服，6~12克。清热泻火宜生用，滋阴降火宜盐水炙用。

【药用成分】本品含多种知母皂苷、知母多糖、知母宁、芒果苷、异芒果苷、烟酸等。

【药理作用】给兔灌服知母煎剂和地塞米松，血浆中皮质酮平均值显著上升，去除皮质激素则血浆皮质酮浓度无明显变化。

知母水浸提取物能明显降低正常及四氧嘧啶糖尿病兔的血糖水平。

抑菌作用，解热作用，抗血小板聚集作用。

【注意事项】本品为寒凉滋润之品，易伤胃滑肠，故脾胃虚寒、大便溏泄、肾阳亏虚者忌用。

药膳精选

知母地骨茶

〔配　方〕知母、地骨皮各15克，天冬、麦冬、天花粉、大米各20克，生甘草8克。

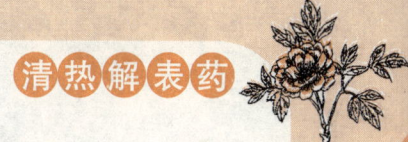

〔制用法〕水煎当茶饮,每日1剂。

〔功　效〕适用于糖尿病(阴虚热盛型)。

青白退热汤

〔配　方〕知母、地骨皮各10克,生地黄12克,麦冬、当归、鳖甲各15克,白薇18克,青蒿6克。胸痛者加桑白皮10克;咯血者加阿胶(烊化)10克,藕节炭12克,白根30克,仙鹤草18克;咳嗽痰多白黏者加百合10克,川贝6克,五味子12克;盗汗者加乌梅4克。

〔制用法〕水煎服,每日1剂。

〔功　效〕治疗顽固性结核热。

知母人参饮

〔配　方〕知母、黄柏各9克,人参6克,麦冬15克,广皮3克,甘草1.5克。

〔制用法〕水煎服。每日1服,分次饮下。

〔功　效〕治气虚劳伤,面黄肌瘦。

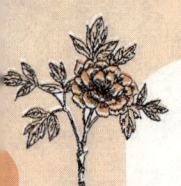

本草纲目

方药精选

鱼腥草

药膳精选 | 现代研究 | 本草集解

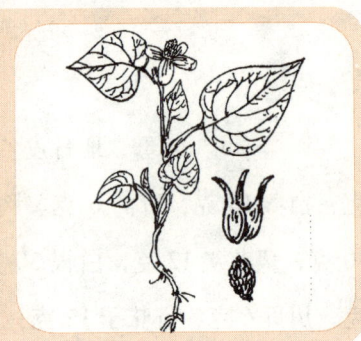

● 本草集解

释义 鱼腥草又名紫蕺、臭菜、臭蕺、臭牡丹、九节莲、肺形草。为三白草科多年生草本植物蕺菜的新鲜全草或干燥的地上部分。均为野生。夏秋间茎叶茂盛花穗多时采集,除去杂质,洗净,晒干,切段,生用。

气味 辛,寒,无毒。

主治 治肺痈咳嗽带脓血,痰有腥臭,大肠热毒,疗痔疮。《滇南本草》

散热毒痈肿,疮痔脱肛,断痁疾,解硇毒。《本草纲目》

行水,攻坚,去瘴,解暑。疗蛇虫毒,治脚气,溃痈疽,去瘀血。《医林纂要》

附方

①**肺痈吐脓吐血**:鱼腥草、天花粉、侧柏叶各等份。煎汤服之。

②**扁桃体炎、咽炎**:鲜鱼腥草泡水当茶饮,或烹食炒熟当菜吃。

③**病毒性肺炎、支气管炎、感冒**:鱼腥草、厚朴、连翘各15克,研末,桑枝50克,煎水冲服药末。

④**流行性腮腺炎**：新鲜鱼腥草适量，捣烂外敷患处，以胶布包扎固定，每日2次。

现代研究

【性味归经】性微寒，味苦，入肺经。

【用法用量】鱼腥草用量一般为15～25克，煎煮不可超过10分钟。

【药用成分】本品含挥发油，并含金丝桃苷、芦丁、绿原酸、槲皮苷、蕺菜碱、苯甲酰胺、脂肪酸、氨基酸、甾醇、氯化钾等。

【药理作用】本品具有抗菌、抗癌、增强免疫、抗炎、利尿、化痰、平喘、抗过敏等作用。

【注意事项】鱼腥草属于寒凉药材，虚寒体质、大便溏泻者忌用，月经期间要停用。

药膳精选

参鱼枣草汤

〔配　方〕鱼腥草10克，生晒参3克，大枣5枚，甘草1克。

〔制用法〕将以上4药放入2升的热水瓶中，然后加沸水至满，盖上塞子，2小时后代茶喝，每日1剂，1个月为1个疗程。

〔功　效〕治疗喉源性咳嗽。

鱼腥草花椒丸

〔配　方〕鱼腥草、花椒、菜籽油等份。

〔制用法〕上药捣匀，加泥少许，和成豆大小丸。左牙痛，塞左耳，右牙痛，塞右耳；左右牙同时痛时，须轮流换塞。

〔功　效〕治虫牙痛。

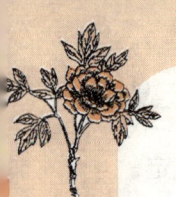

鱼腥草饮

〔配　方〕鱼腥草200克，丁香20克。

〔制用法〕上药以水煎汁，频频漱口。

〔功　效〕治口臭、口腔炎。

鱼腥白术汤

〔配　方〕鱼腥草20克，白术、茯苓、炒山药各10克。

〔制用法〕上药水煎服。

〔功　效〕治小儿腹泻。

清热解表药

大青叶

本草集解 现代研究 药膳精选

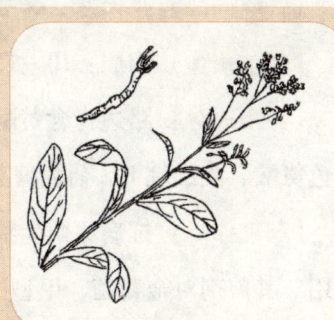

● 本草集解

释义 别名土地骨、羊味精。《名医别录》记载：大青三四月采茎，阴干用。陶弘景说：今出产于东部及近道，茎紫色，长一尺左右，茎、叶都作药用。李时珍说：大青到处都有，茎圆，约二三尺高；叶长三四寸，叶面色青，叶背色淡，对节而生。八月开小花，色红成簇。结青色果实，如椒粒大小。九月果实变为红色。

气味 苦，大寒，无毒。

主治 疗时气头痛、大热、口疮。杀百药毒、解狼毒、射罔毒。《别录》 主热毒痢、黄疸、喉痹、丹毒。《纲目》

附方

①小儿口疮：用大青十八铢，黄连十二铢，水三升，煮取一升，一日分二次服，以病好为度。

②肚皮青黑：取大青适量，研为细末，塞入口中，以酒送服。

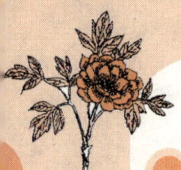

现代研究

【性味归经】 性大寒，味苦。入心、胃经。

【用法用量】 内服：10～15克，煎汤或入丸散。外用：适量，鲜品捣敷。

【药用成分】 路边青含黄酮类；蓼蓝全草含靛苷、黄色素及鞣质；菘蓝叶含色氨酸、靛红烷B、葡萄糖芸苔素、靛苷等；马蓝叶含靛苷。

【药理作用】 抗病原微生物作用：体外试验结果表明，大青叶有广谱抗菌作用。其煎剂对金葡菌、甲型链球菌、脑膜炎双球菌、卡他球菌、伤寒杆菌、大肠杆菌、流感杆菌、白喉杆菌以及痢疾杆菌均有一定的抑菌作用。对多种革兰氏阳性菌和阴性菌均有抗菌作用。对乙型脑炎病毒、腮腺炎病毒、流感病毒等也有抑制作用。大青叶尚有杀灭钩端螺旋体的作用。

【注意事项】 脾胃虚寒者忌用。

药膳精选

大青叶散

〔配　方〕大青叶90克，胡颓叶30克，莱菔子15克。

〔制用法〕水煎，分3次服，每日1剂，一般服用5～10剂，有效率为75%。

〔功　效〕治疗慢性支气管炎。

青丹合剂

〔配　方〕大青叶30克，合丹参20克，郁金10克，贯众、大枣各15枚。

〔制用法〕每日1剂，水煎3次，服6日为1个疗程，连服5个疗程。

〔功　效〕适用于急性肝炎。

清热解表药

夏枯草

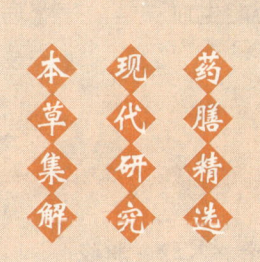
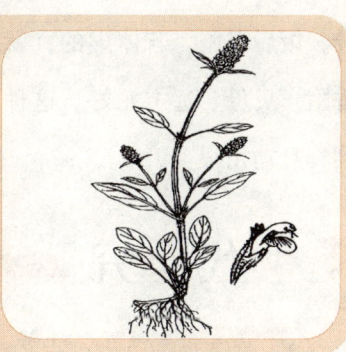

本草集解

释义 夏枯草又名夕句、乃东、燕面、铁色草。震亨曰：此草夏至后即枯，盖禀纯阳之气，得阴气则枯，故有是名。

时珍曰：原野间甚多，苗高一二尺许，其茎微方。叶对节生，似旋覆叶而长大，有细齿，背白多纹。

气味 苦，辛，寒，无毒。

主治 主寒热，瘰疬，鼠瘘，头疮，破癥，散瘿结气，脚肿湿痹。《神农本草经》

行肝气，开肝郁，止筋骨疼痛、目珠痛，散瘰疬，周身结核。《滇南本草》

治瘰疬、鼠瘘、瘿瘤、肿结、乳痈、乳癌。《本草从新》

附方

①汗多白点：夏枯草煎浓汁，日日洗之。

②血崩：用夏枯草研为末，每服一小匙，米汤调下。

③口眼㖞斜：取夏枯草一钱，胆南星五分，防风一钱，钩藤一钱。水煎，

点水酒，临卧时服。

④瘰疬，不问已溃未溃，或日久成漏：用夏枯草六两，水二盅，煎取七分，饭后温服。若体虚的，就煎汁熬膏服，并涂敷患处，兼用十全大补汤加香附、贝母、远志尤好。这种药能生血，是治疗瘰疬的圣药。这种草容易得到，且功用很多。

● 现代研究

【性味归经】性寒，味苦、辛。入肝、胆经。

【用法用量】煎服，9～15克；或熬膏服。外用适量。

【药用成分】本品全草含三萜皂苷地、游离齐墩果酸、熊果酸、芸香苷、金丝桃苷、生物碱、氯化钾及夏枯草多糖等。花穗含飞燕素、熊果酸等。

【药理作用】抗菌作用、降糖。

夏枯草煎剂虽有降压作用，但有快速耐受现象。切断迷走神经后，其降压作用明显减弱。

【注意事项】脾胃气虚者慎服，夏枯草忌铁。

● 药膳精选

夏枯草菊花茶

〔配　方〕夏枯草、菊花各10克，生栀子、薄荷各5克。

〔制用法〕水煎当茶饮。

〔功　效〕适用于肝阳上亢型头痛。

夏枯草板蓝根饮

〔配　方〕夏枯草20克，板蓝根30克，冰糖适量。

清热解表药

〔制用法〕将夏枯草与板蓝根放入砂锅中，加适量清水，水煎成汁，加入冰糖调味，滤出汤汁，即可饮用。

〔功　效〕清热解毒，凉血散结。淋巴肿痛患者可常饮。

祛痛舒心痛汤

〔配　方〕夏枯草12克，茯苓15克，黄柏8克，钩藤、酸枣仁各10克，炙甘草6克。

〔制用法〕辨证加减。每日1剂，水煎分2次服，1周为1个疗程。同时配合针刺治疗。

〔功　效〕适用于顽固性头痛。

夏枯草丝瓜络茶

〔配　方〕夏枯草30克，丝瓜络10克，冰糖适量。

〔制用法〕将药材加4碗水，用大火煮沸，再改小火煮至剩汁约1碗时，取汁，再将冰糖熬化，加入药汁煮10~15分钟即可。

〔功　效〕清热降脂。

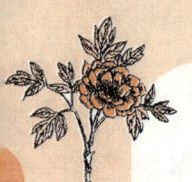

槐花

本草集解　现代研究　药膳精选

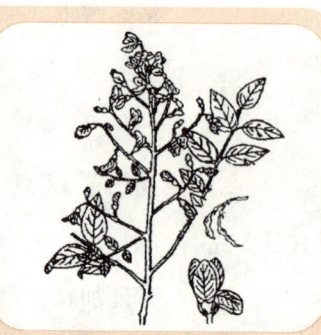

● 本草集解

释义 槐者，同怀，指怀念来人之意。一般将槐树的花称为"槐花"，也称"槐蕊"，花蕾叫做"槐米"。

气味 苦，平，无毒。

主治 五痔，心痛眼赤，杀腹脏虫，及皮肤风热，肠风泻血，赤白痢，并炒研服。

炒香频嚼，治失音及喉痹，又疗吐血衄血，崩中漏下。

附方

①**肠风泻血**：用槐角一两，地榆、当归（酒焙）、防风、黄芩、枳壳（麸炒）各半两，共研为末，加酒、糊做成丸子，如梧桐子大。每服五十丸，米汤送下。此方名"槐角丸"。

②**妇女漏血**：槐花烧存性，研为末。每服二三钱，饭前服，温酒送下。

③**白带不止**：槐荼（炒）、牡蛎（煅）等份，为末。每酒服三钱，取效。

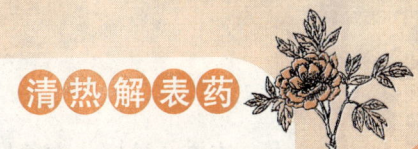

清热解表药

● 现代研究

【性味归经】性微寒，味苦。入肝、大肠经。

【用法用量】内服：煎汤，9~15克；研末入丸、散，3~6克。凉血泻火及降压宜生用；止血宜炒炭用。

【药用成分】含芸香苷，花蕾中含量多，开放后含量少，又从干花蕾中得三萜皂苷0.4%，水解后得白桦脂醇、槐花二醇和葡萄糖、葡萄糖醛酸。

【药理作用】槐花水浸剂在试管内对多种皮肤致病真菌有抑制作用；槐米炭提取物有止血作用，并随炮制时的温度增强而增强，生槐米水煎剂止血作用不明显；槐米口服可增加小鼠冠脉流量，对垂体后叶素引起的兔冠脉收缩有轻度的对抗作用；所含槲皮素具有抑制血小板聚集的作用，对实验性动脉粥样硬化症有预防及治疗作用。

【注意事项】槐花易伤胃阳，脾胃虚寒，阴虚发烧而无实火者忌用。由于槐花比较甜，糖尿病人不宜多吃。同时，过敏性体质的人也应谨慎食用槐花。粉蒸槐花不易消化，消化系统不好的人，尤其是中老年人不宜过量食用。

● 药膳精选

槐花酒

〔配　方〕鲜槐花120克，生甘草30克，米酒250克。

〔制用法〕将鲜槐花入铁锅内炒微黄，趁热放入米酒、生甘草，煎煮十余沸，去渣酒取。分3次热饮。

〔功　效〕清热解毒，消肿止痛。适用于发背、疔疮、肿毒。

槐榆汤

〔配　方〕炒槐花20克，秦皮、椿根白皮、炒地榆各15克，黄连、白及、木香、槟榔、大黄炭各10克。

〔制用法〕便血多者加三七粉6克；腹痛甚者加延胡索10克，炒白芍15克，每日1剂，加水1升，煎至约300毫升，早、晚各保留灌肠1次，每次150毫升药液，温度宜37℃左右。

〔功 效〕治疗溃疡性结肠炎。

槐花鸡地散

〔配 方〕槐花50克，鸡肠1具，地龙、棉花子各250克。

〔制用法〕将鸡肠洗净，装入棉花子、地龙，扎紧两端。再将扎紧的鸡肠放在瓦片上焙为金黄色，研成细末。将药末与槐花混匀备用。

〔功 效〕本品清热解毒、通络止痛，适用于肠癌腹痛者。

槐花清蒸鱼

〔配 方〕槐花15克，葱白7枚，紫皮蒜20克，鲫鱼或鲤鱼500克，姜片、精盐、料酒适量。

〔制用法〕将鱼洗净，去鳞、鳃、内脏，在鱼背上斜切几刀，放入砂锅。砂锅中加入葱、姜、蒜、精盐、料酒和适量清水，小火蒸半小时。最后放入洗净的槐花，加味精、香油可食。

〔功 效〕本品具有健脾利水、除湿热的功效。

芦根

清热解表药

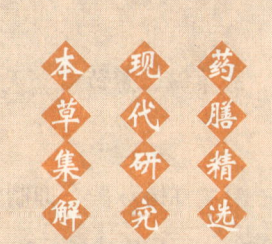
药膳精选 现代研究 本草集解

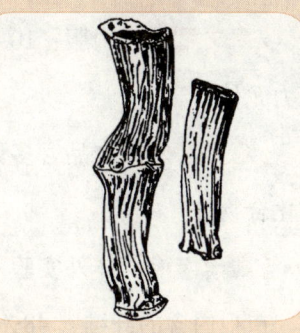

本草集解

释义 《新修本草》曰："生下湿地，茎叶似竹，花若荻花。二月、八月采根，日干用之。"《本草图经》谓："芦根，旧不载所出州土，今在处有之。生下湿陂泽中。其状都似竹而叶抱茎生，无枝。花白作穗，若茅花。根亦若竹根而节疏。"

气味 甘，寒，无毒。

主治 消渴客热，止小便利。《别录》

疗反胃呕逆不下食，胃中热，伤寒内热，弥良。《苏恭》

解大热，开胃，治噎哕不止。（甄权）

附方

①五噎吐逆心膈气滞，烦闷不下食：芦根五两锉，以水三大盏，煮取二盏，去滓温服。

②膈气滞，烦闷不下食：芦根五两（锉），以水三大盏，煮取二盏，去滓温服。

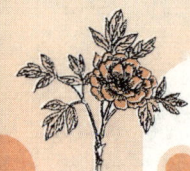

现代研究

【性味归经】性寒，味甘。入肺、胃经。

【用法用量】内服：10～30克，鲜品可酌加。鲜用或捣汁饮，清热生津之力尤佳。

【药用成分】本品含多聚醇、甜菜碱、薏苡素、天门冬酰胺、多糖及黄酮类化合物等。

【药理作用】体外实验对β-溶血性链球菌有抑制作用。

芦根内含的纤维素48%～50%，木质素18%～28%，含天门冬酰胺1%，有清热生津作用。

芦根内含糖类51%，木聚糖12.4%及多糖水解素等都有和胃止呕作用。

【注意事项】脾胃虚寒者慎用。

药膳精选

清热润化汤

〔配　方〕药用芦根、鱼腥草各15克，金银花、侧柏叶各30克，丹参30～60克，生石膏20～30克，黄芩、莲藕各15克，浙贝母、杏仁、北五味、甘草、大黄各10～15克，三七10克。

〔制用法〕水煎3次服，每日1剂。

〔功　效〕治疗细菌性肺炎。

睾丸肿大方

〔配　方〕芦根50克。

〔制用法〕水煎，每日1剂，早、晚分服。

〔功　效〕清热，利尿通淋，可治睾丸肿大。

清热解表药

栀子

本草集解 / 现代研究 / 药膳精选

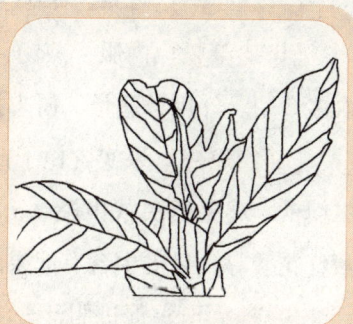

● 本草集解

释义 栀子为茜草科山栀的果实。列为《本经》中品。每年十月间果实成熟果皮呈黄色时采摘，除去果柄及杂质，晒干或烘干。常生于低山温暖的疏林中或荒坡、沟旁、路边。

气味 苦，寒，无毒。

主治 主五内邪气，胃中热气，面赤，酒疮渣鼻，白癜，赤癜，疮疡。治吐血、衄血、血痢、下血、血淋、损伤瘀血，及伤寒劳复，热厥头痛，疝气，烫火伤。利五淋，主中恶，通小便，解五种黄病，明目。治时疾，除热及消渴、口干、目赤肿痛。疗目热赤痛，胸心、大小肠大热，心中烦闷，胃中热气。

附方

①**小便不通**：取栀子十四个，独头蒜一个，盐少许，合捣烂贴在肚脐上及阴囊外。

②**热水肿疾**：山栀子仁炒研，米饮服三钱。若上焦热者，连壳用。

③**热毒血痢**：取栀子十四枚，去皮捣成细末，做蜜丸如梧子大，每次服三丸，日服三次，大效，亦可水煎服。

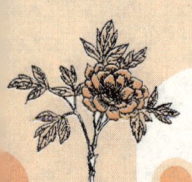

● 现代研究

【性味归经】性寒,味苦。入心、肺、三焦经。

【用法用量】内服:煎汤,5~10克;或入丸、散。清热泻火多生用,止血多炒用。外用:适量,研末掺敷。

【药用成分】果实含栀子甙和去羟栀子甙,即格尼泊素-1-β-D-龙胆二糖甙、鸡屎藤次甙甲酯、α-甘露醇、β-谷甾醇、二十九烷、藏红花甙、藏红花酸等,果皮中含有熊果酸。

【药理作用】促进胆汁分泌及胆红素排泄,降低血中胆红素,保肝。

对溶血性链球菌及某些皮肤真菌有抑制作用。

降低胰淀粉酶,促进胰腺分泌,抑制胃酸分泌及胃肠运动。

镇痛,镇静;解热,降压,止血。

【注意事项】本品苦、辛、寒。脾虚便溏者应忌用。

● 药膳精选

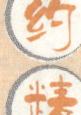 栀子香附粥

〔配　方〕栀子10克,香附6克,粳米100克。

〔制用法〕将栀子仁、香附子碾成细末,备用。粳米洗净,浸泡1小时后加水适量小火熬粥。待粥熟时,加入栀子仁、香附子末,稍煮片刻即可出锅。

〔功　效〕本粥可消肿利尿、健脾养胃、舒肝理气、清热泻火,适用于脾胃不调、水肿、目赤肿痛等患者食用。

栀子散

〔配　方〕栀子30克,陆英20克。兼发热者,加忍冬藤30克,野菊花20克;并大便秘结者,加土大黄20克。

〔制用法〕水煎2次服,每日1剂。

〔功　效〕治外伤瘀肿。

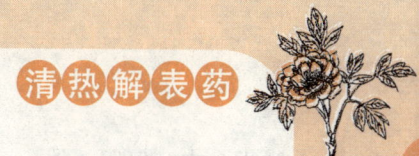

黄芩

清热解表药

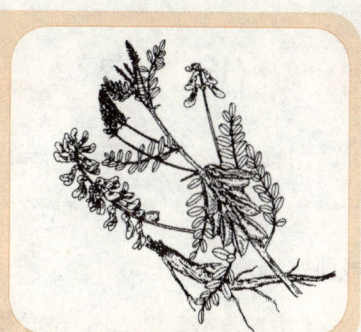

本草集解 / 现代研究 / 药膳精选

本草集解

释义 别名经芩、黄文。《名医别录》记载本品生长秭归的川谷及宛句，三月三日采根阴干用，陶弘景说：秭归属于建平郡。今以彭城的产量数第一，郁州也有。但只以深色质地坚实的为好。民间方中多用。苏敬说，现在以产于宜州、鄜州、泾州的质量好。兖州体大坚实的也佳，叫做尾芩。

气味 苦，平，无毒。

主治 诸热黄疸，肠澼泄痢，逐水，下血闭，恶疮疽蚀火疡。

疗痰热胃中热，小腹绞痛，消谷，利小肠，女子血闭，淋露下血，小儿腹痛。

风热湿热头疼，奔豚热痛，火咳肺痿喉腥，诸失血。

附方

①**吐衄下血**：黄芩三两，水三升，煎一升半，每温服一盏。亦治妇人漏下血。

②**少阳头痛**：亦治太阳头痛，不拘偏正。小清空膏：用片黄芩酒浸透，

晒干为末。每服一钱，茶酒任下。

③小儿惊啼：黄芩、人参等份，研为细末，每服1.5~2克，白水送服。

现代研究

【性味归经】性寒，味苦。入肺、心、肝、胆、大肠经。

【用法用量】内服：煎汤，3~10克；或入丸、散。外用：适量，煎水洗或研末调敷。

【药用成分】本品主含黄芩素、汉黄芩素、汉黄芩苷等黄酮类化合物，并含挥发油、苯甲酸、β-谷甾醇、氨基酸、糖类等。

【药理作用】黄芩煎剂在体外对多种球菌、杆菌及真菌、病毒有抑制生长和杀灭作用；黄芩甲醇提取物、黄芩素、黄芩甙、汉黄芩素均有抗炎作用；黄芩水提物对大鼠被动皮肤过敏反应有明显抑制作用，黄芩甙或黄芩素对豚鼠被动性全身过敏反应有明显抑制作用，显示其有抗变态作用；黄芩浸剂或醇提物有明显的降低血压和利尿作用；黄芩黄酮Ⅱ对大鼠实验性高脂血症有明显降低血清胆固醇的作用。

【注意事项】脾胃虚寒及无实者禁服。

药膳精选

黄芩茶

〔配　方〕黄芩（酒浸炒）、白芷各30克，茶叶6克。

〔制用法〕将黄芩、白芷共研成细末。将茶叶置于保温瓶中，冲入沸水闷10分钟左右。取茶汁趁热对药末10~12克，搅匀即可饮用。

〔功　效〕此茶祛风止痛、清热燥湿，适用于热夹痰引起的眉棱骨疼痛者。

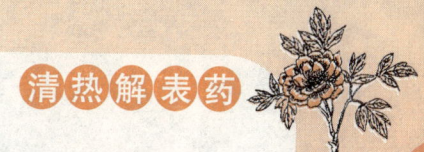

连翘

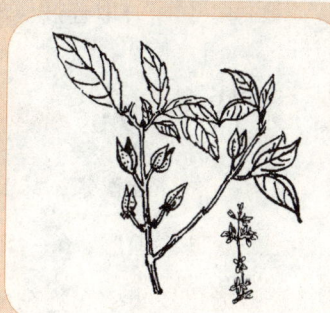

本草集解 现代研究 药膳精选

本草集解

释义 又名连、异翘、旱莲子、兰华、三廉。它的根叫做连轺、折根。

苏颂说：连翘有大小两种，大翘生长在下湿地或山冈上，青叶狭长，像榆叶、水苏一类，茎赤色，高三四尺，独茎，梢间开黄色花，秋天结实像莲，八月采房；小连翘长在山冈平原上，花、叶、果实都似大翘而细。生长在南方的，叶狭而小，茎短，才高一二尺，花也是黄色，实房为黄黑色，内含黑子如粟粒，也叫旱莲。

气味 苦，平，无毒。

主治 通利五淋，小便不通，除心家客热。

通小肠，排脓，治疮疖，止痛，通月经。

散诸经血结气聚，消肿。

泻心火，除脾胃湿热，治中部血证，以为使。

附方

①**痔疮肿痛**：用连翘煎汤熏洗，然后用刀上飞过的绿矾加麝香少许敷贴。

②小儿一切热：连翘、山栀子、防风、炙甘草各等份。上捣罗为末，每服二钱，水一中盏，煎七分，去滓温服。

③乳痈、乳核：取连翘、雄鼠屎、蒲公英、川贝母各二钱，水煎服。

● 现代研究

【性味归经】性微寒，味甘。入心、肺、小肠经。

【用法用量】煎服，6～15克。

【药用成分】果实含连翘酚、甾醇化合物、皂甙及黄酮甙类、马苔树脂醇甙等。果皮含齐墩果酸。青连翘含皂甙4.89%、生物碱0.2%。

【药理作用】本品具有解热、镇痛、广谱抗菌、抗病毒、抗内毒素、抗炎、降压、扩张血管、增加心排出量、改善微循环、止血、抗肝损伤、镇吐、利尿、抗氧化、抑制弹性蛋白酶活力等作用。

【注意事项】本品味苦性微寒，故脾胃虚寒及气虚脓清者不宜用。

● 药膳精选

连翘栀子茶

〔配　方〕连翘6克，栀子、金银花各3克，冰糖适量。

〔制用法〕将连翘、栀子、金银花，放入茶壶中，注入沸水，洗茶后，迅速滤出，再注入沸水，加盖闷约10～15分钟，滤出茶汤，加入冰糖，待糖化后，即可代茶频饮。

〔功　效〕疏风，清热，解毒，治疗上呼吸道感染。

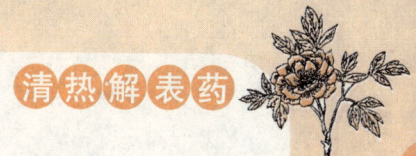

银翘芩芍汤

〔配　方〕连翘、金银花各15克，荆芥、茺蔚子、桑叶、野菊花各12克，黄芩、当归、牛膝、赤芍各10克，甘草、山栀各6克。

〔制用法〕视力下降明显，伴畏光、流泪、有异物感，加柴胡、防风各10克，薄荷6克；大便干结、口苦咽干加大黄6克，玄参15克；病情已久，翳障迁延不愈，以及视力提高缓慢加黄芩15克，天花粉、山药、桑白皮各10克；病至后期，黑睛遗有翳障加蝉蜕10克。每日1剂，水煎300毫升，分2次服。

〔功　效〕治疗聚星障。

连翘冬瓜汤

〔配　方〕冬瓜皮、白茅根、茜草、连翘、金银花、茯苓皮、大腹皮各9克，大、小蓟各12克、猪腰1个。

〔制用法〕先将以上药材水煎取汁。再把猪腰剖成两半，割去腰臊，切成小片。用取出的药汁煮熟猪腰食之。

〔功　效〕清热解毒、利尿消肿、凉血止血，适用于急性肾炎尿血、浮肿等证。

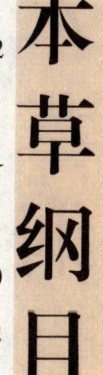
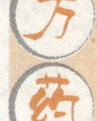
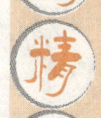

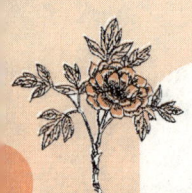

本草纲目

蒲公英

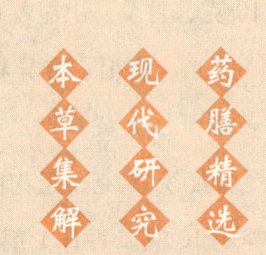

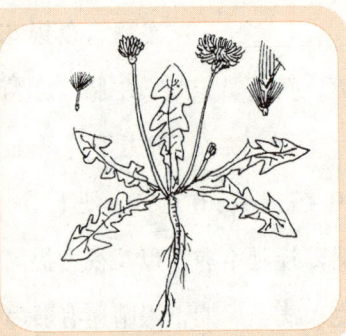

● 本草集解

释义 别名黄花地丁。蒲公英生长在平原沼泽的田园之中。它的茎、叶都像莴苣，折断后有白汁浆流出，可以生吃，花像单独的菊花但比较大。四五月份即可采摘。花像头饰金簪头，也叫金簪草，形状如一只脚立地的样子，也叫黄花地丁。它的花败落后会产生飞絮，絮中有种子落处即生。

气味 甘，平，无毒。

主治 化热毒，消恶肿结核，解食毒，散滞白。敷诸疮肿毒，疥癞癣疮；祛风，消诸疮毒，散瘰疬结核；止小便血，治五淋癃闭，利膀胱。补脾和胃，泻火，通乳汁，治噎膈。疗一切毒虫蛇伤。清肺，利嗽化痰，散结消痈，养阴凉血，舒筋固齿，通乳益精。

附方

①**急性乳腺炎**：蒲公英二两，香附一两。每日一剂，煎服二次。

②**疔疮疗毒**：把蒲公英捣烂覆之，另外捣烂蒲公英取汁液，加入白酒煎服，出汗即可治愈。

③**多年恶疮，蛇螫肿痛**：蒲公英捣烂贴。

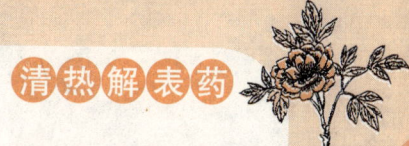

现代研究

【性味归经】 性寒，味甘。入肝、胃经。

【用法用量】 内服：煎汤，10~30克，大剂量60克；捣汁或入散剂。外用：适量，捣敷。

【药用成分】 本品含蒲公英固醇、蒲公英素、蒲公英苦素、胆碱、菊糖、果胶等。

【药理作用】 蒲公英注射液在试管内对金黄色葡萄球菌耐药菌株、溶血性链球菌等有较强杀灭作用。对肺炎球菌、脑膜炎双球菌及白喉、变形、痢疾、伤寒等杆菌及其他球菌有一定杀灭作用，对结核杆菌、钩端螺旋体、某些真菌有抑制和杀灭作用。

蒲公英在动物身上有利胆作用，临床上对慢性胆囊炎、胆结石有效，同时有利尿作用，对门脉性水肿有效。

【注意事项】 本品用量过大，可致腹泻，故脾虚便溏者慎用。

药膳精选

公英散

〔配　方〕蒲公英、茵陈、白花蛇舌草、虎杖各15克，金银花、夏枯草、赤芍、浙贝母、桃仁、玄参、黄芪、地丁、连翘各10克，生石膏30克。

〔制用法〕每日1剂，水煎3次分服，6日为1个疗程。

〔功　效〕治疗痤疮。

蒲公英茶

〔配　方〕蒲公英30克，防风、荆芥各10克，大青叶15克。

〔制用法〕将蒲公英、防风、荆芥和大青叶用水煎服。

〔功　效〕主治感冒伤风。

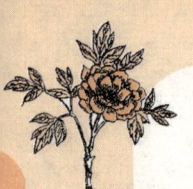

本草纲目

方药精选

紫草

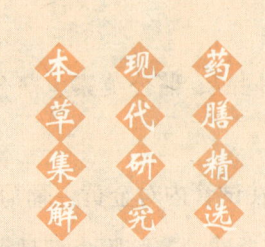

本草集解　现代研究　药膳精选

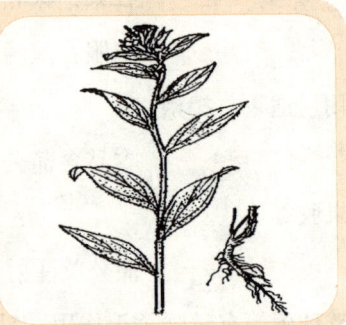

● 本草集解

释义 紫草又名紫根、紫丹、紫芙、地血、紫草茸、鸦衔草、紫草根、山紫草、红石根、软紫草、硬紫草。为紫草科多年生草本植物新疆紫草或内蒙古紫草的干燥根。春秋二季采挖，除去茎叶和泥沙，晒干，润透，切片用。

气味 苦，寒，无毒。

主治 心腹邪气，五疸，补中益气，利九窍，通水道。《本经》

疗腹肿胀满痛。以合膏，疗小儿疮，及面皶。《别录》

治斑疹痘毒，活血凉血，利大肠。（时珍）

附方

①**急慢性肝炎：** 用从紫草根中提取的紫草红（素）干燥粉末为溶质，以氢氧化钠溶液为溶剂，制成0.2%紫草注射液。肌肉注射，每日1~2次，每次2毫升。

②**婴童疹痘：** 紫草一两，锉碎，泡在一碗百沸汤中，封严实，等到汤温

时服半合，这时虽然还出疹，但已明显减弱。注意，大便顺畅者不可服用此方。此外，水煎服也可以。

③小便卒淋：紫草一两，为散，每食前用井华水服二钱。

● 现代研究

【性味归经】性寒，味甘、咸。入心、肝经。

【用法用量】内服：3～10克，煎汤；或入丸散。外用：适量，多熬膏或油浸用。

【药用成分】紫草含色素成分萘醌类化合物。紫草根含乙酰紫草醌、紫草烷、异丁酰紫草醌、β-甲基丙烯酰紫草醌、β-羟基异戊酰紫草醌、3，4-二甲基戊烯-3-酰基紫草醌。

【药理作用】紫草乙醚提取物有明显的解热、抗炎、镇痛、镇静作用。紫草素对金黄色葡萄球菌、大肠杆菌、伤寒杆菌、痢疾杆菌、绿脓杆菌等有抑制作用，对疱疹病毒及皮肤真菌亦有一定的抑菌作用。

【注意事项】本品有轻泻作用，脾虚便溏者忌用。

● 药膳精选

二藤紫草汤

〔配　方〕藤草20克，忍冬藤、蜀红藤、大青叶、大黄各15克，牡丹皮、川楝子各10克，木香、延胡索各6克。

〔制用法〕若高热不退者，加生石膏30克；黄带多者去赤芍，加椿根白皮子，加荆三棱、莪术各10克；高热神昏者，加紫雪丹1粒，水煎每日1剂，煎3次服。

〔功　效〕治急性盆腔炎。

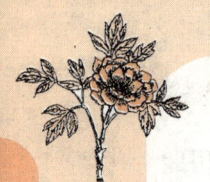

紫草粥

〔配　方〕紫草15克，大米100克，白糖适量。

〔制用法〕将紫草洗净，放入锅中，加清水适量，水煎取汁，再加大米煮粥，待熟时调入白糖，再煮一二沸即成，每日1剂。

〔功　效〕凉血退疹，清热解毒。适用于斑疹紫黑，麻疹疹色紫暗及疮疡，阴痒等。

紫草猪骨汤

〔配　方〕紫草30克，猪骨200克，鸡蛋4个，肉汤500克，酱油，细盐，味精各少许。

〔制用法〕将猪骨砸开，与紫草同煎40分钟，去渣留汁成紫草猪骨汁；将肉汤与紫草猪骨汁混合后滚沸5分钟，将鸡蛋逐个打破后下入锅内（弃壳），待鸡蛋熟后，加入酱油、细盐、味精等调味即成。

〔功　效〕凉血益肝。

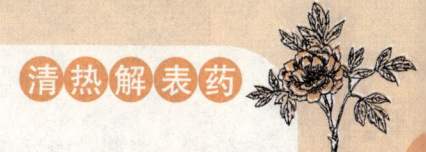

虎杖

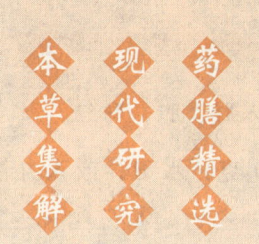
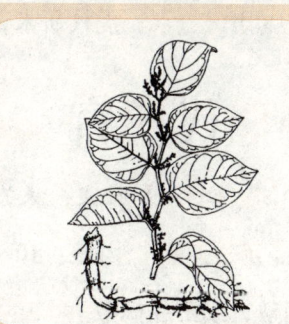

● 本草集解

释义 别名苦杖。李时珍说：虎杖茎似红蓼，叶圆似杏，枝黄似柳，花的形状似菊，颜色如桃花，综合来看，没有不同的。

气味 甘，平，无毒。

主治 治大热烦躁，止渴利小便，压一切热毒。（甄权）

治产后血运，恶血不下，心腹胀满，排脓，主疮疖痈毒，扑损瘀血，破风毒结气。《大明》

烧灰，贴诸恶疮，焙研炼蜜为丸，陈米饮服，治肠痔下血。《苏颂》

研末酒服，治产后瘀血血痛，及坠扑昏闷有效。（时珍）

附方

①**月水不利**：虎杖三两，凌霄花、没药各一两，为末，热酒每服一钱。

②**月经不通，腹大如瓮，气短欲死**：虎杖一斤，去头暴干，切。土瓜根汁、牛膝汁各二斗。水一斛，浸虎杖一宿，煎取二斗，入二汁，同煎如饧。每酒服一合，日再夜一，宿血当下。

②**高脂血症**：虎杖 500 克，烘干，研细末，每次 3 克，不拘时用温开水送服。

③**小便五淋**：虎杖研末，每次服二钱，用米汤送服。

● 现代研究

【性味归经】性寒，味苦。入肝、胆、肺经。

【用法用量】内服：10～30 克，水煎，或入丸散。外用：适量，研末，水调敷，或鲜品捣敷。

【药用成分】本品主含大黄素、大黄素甲醚、大黄酚、大黄酸等蒽醌类化合物，尚含白藜芦醇、多糖、氨基酸、钾盐等。

【药理作用】抗菌、抗病毒、镇咳、平喘作用。白藜芦醇贰 50～60 毫克/千克静脉给药，麻醉猫能引起血压下降，对去甲肾上腺素或肾上腺素的升压作用无影响，但对阻断颈总动脉血流和电刺激坐骨神经向中端的加压反射有抑制作用。

【注意事项】本品为寒性，故孕妇及脾虚便溏者忌服。

● 药膳精选

虎杖糯米粥

〔配　方〕虎杖 6 克，糯米 50 克，白糖 10 克。

〔制用法〕先将虎杖用清水洗净，锅内加适量水，放入虎杖，用大火烧沸后，改小火煮 20 分钟；滤渣取汁，加适量水，放入糯米煮至粥熟，加入白糖拌匀即成。

〔功　效〕活血散瘀、祛风解毒、消炎止痛。

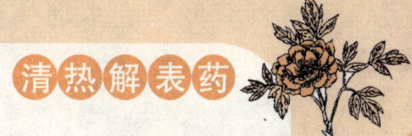

乌梅虎杖蜜

〔配　方〕乌梅250克，虎杖125克，蜂蜜500克。

〔制用法〕先将乌梅、虎杖洗净，用水浸泡1小时，浸泡好后，装入瓦罐，水煎1小时，滤出头汁500毫升；再加水继续煎，滤出二汁300毫升；将两次所滤药汁混合倒入锅中，加入蜂蜜，文火煎5分钟，冷却装瓶备用。

〔功　效〕清热解毒、利胆止痛，适用于慢性胆囊炎。

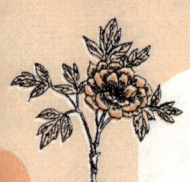

紫花地丁

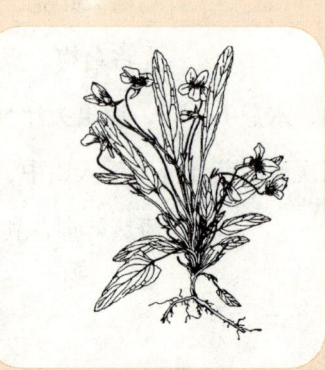

本草集解　现代研究　药膳精选

● 本草集解

释义　别名独行虎、半角子，时珍曰：处处有之。其叶似柳而微细，夏开紫花结角。平地生者起茎，沟壑边生者起蔓。

气味　苦，辛，寒，无毒。

主治　治一切痈疽发背，疔肿瘰疬，无名肿毒恶疮。《李时珍》

附方

①疔疮肿毒：用紫花地丁草捣汁服，虽极者亦效。杨氏方：用紫花地丁草、葱头、生蜜共捣贴之。若瘤疮，加新黑牛屎。

②一切恶疮：紫花地丁根，日干，以罐盛，烧烟对疮熏之，出黄水，取尽愈。

③喉痹肿痛痒：箭头草叶，入酱少许，研膏，点入取吐。

④黄疸内热：取紫花地丁末，每次用酒送服三钱。

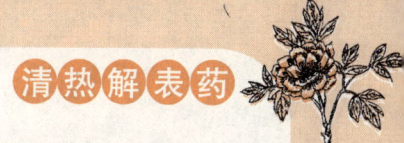

● 现代研究

【性味归经】性寒,味甘。入心、肝经。

【用法用量】内服:煎汤,10~30克,鲜品30~60克。外用:适量,捣敷。

【药用成分】含苷类、黄酮类及蜡质。

【药理作用】本品具有抗菌、抗病素、抗艾滋病病毒、杀灭钩端螺旋体、解热、消炎、镇静及增强免疫等作用。

【注意事项】阳证疮疡慎用。

● 药膳精选

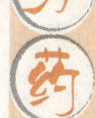 地丁海金茶

〔配　方〕紫花地丁、紫参、车前草各15克,海金砂30克。

〔制用法〕先将以上药材共研为粗末,取保温瓶,放入药末,用沸水泡闷15分钟,代茶饮用,连服5~7天。

〔功　效〕消炎利尿,适用于前列腺炎、排尿困难及尿频尿痛者。

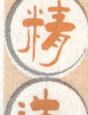 地丁散

〔配　方〕紫花地丁、半枝莲各30克,金银花、野菊花各12克,皂刺、车前草、生山栀各15克,连翘、黄芩各9克,甘草3克。

〔制用法〕每日1剂,水煎3次取混合滤液1升,分3次饮用。创面消毒,外敷药渣每日换药1次。

〔功　效〕治疗化脓性腱鞘炎。

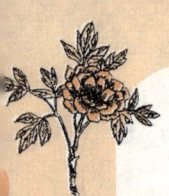

土茯苓

本草集解 现代研究 药膳精选

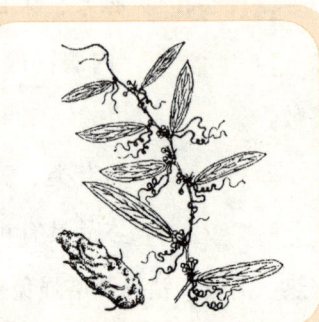

◉ 本草集解

释义 别名山地栗、仙遗粮。李时珍说：土茯苓，楚地、蜀地山沟中很多，蔓生如莼，茎上有细点，其叶不对生，形状很像大竹叶而质厚道，如瑞香叶而反五六寸。其根状如菝葜而圆，如鸡鸭蛋大，连缀生长，远的粗距一尺多，近的有的数寸，块茎肉软，可以生吃，有赤白两种，入药以白色的好。

气味 甘，淡，平，无毒。

主治 食之当谷不饥，调中止泄，健行不睡。（藏器）

健脾胃，强筋骨，祛风湿，利关节，止泄泻，治拘挛骨痛，恶疮痈肿。解汞粉、银朱毒。（时珍）

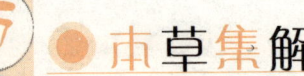

①**筋骨疼痛**：取土茯苓一两，发热者可加黄芩、黄连；气虚者加四君子汤；血虚者加四物汤，水煎代茶饮。

②**杨梅毒疮**：用冷饭团四两，皂角子七个，水煎代茶饮，病轻的十四天，

病重的二十八天见效。另一方：冷饭团一两，五加皮、皂角子、苦参各三钱，金银花一钱，用好酒煎，每日一次。

现代研究

【性味归经】性平，味甘、淡。入肝、胃经。

【用法用量】内服：煎汤或入丸、散，或蒸露、酿酒，10~60克。外用：适量，研末后调敷患处。

【药用成分】本品含皂苷、鞣质、树脂、落新妇苷、阿魏酸、β-谷甾醇、黄酮、多糖等。

【药理作用】本品具有抗棉酚毒、缓解汞毒、抗肿瘤、抗菌、利尿、镇痛、护肝、抗心律失常、抗动脉粥样硬化、保护缺血心肌及抑制细胞免疫反应等作用。

【注意事项】服用期间忌饮茶，否则可致脱发。

药膳精选

痛风汤

〔配　方〕土茯苓、草薢各20克，黄柏、牡丹皮、当归、泽泻、薏苡仁、茯苓各10克，生甘草5克。

〔制用法〕每日1剂，水煎服。

〔功　效〕治疗痛风性关节炎。

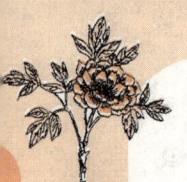

白鲜皮

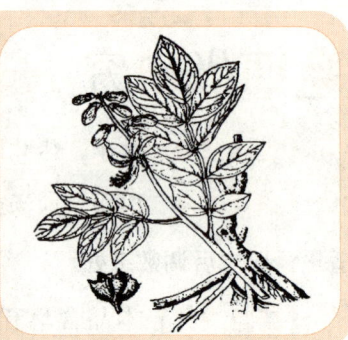

本草集解　现代研究　药膳精选

● 本草集解

释义 白鲜皮又名白藓，原产我国。列为《本经》中品。白鲜喜欢在温暖湿润和阳光充足环境下生长，并且耐寒、耐半阴性很好，好强光暴晒和积水，特别宜在深厚、肥沃、疏松和排水良好的沙壤土生长。

气味 苦，寒，无毒。

主治 头风黄疸，咳逆淋沥，女子阴中肿痛，湿痹死肌，不可屈伸起止行步。《本经》

疗四肢不安，时行腹中大热饮水，欲走大呼，小儿惊痫，妇人产后余痛。《别录》

治一切热毒风、恶风、疮疥癣赤烂，眉发脱脆，皮肌急，壮热恶寒，解热黄、酒黄、急黄、谷黄、劳黄。（甄权）

通关节，利九窍及血脉，通小肠水气，天行时疾，头痛眼疼。治肺嗽。《大明》

附方

①**湿疹**：防风12克，地肤子、白鲜皮各9克，金银花30克，蒲公英12克，薄荷、生甘草各6克。水煎，趁热浸泡患处，每日一剂，每剂用3次，连用5天。

②**产后中风，人虚不可服他药者**：一物白鲜皮汤，用新汲水三升，煮取一升，温服。

③**痫黄**：白鲜皮、茵陈蒿各等份。水二盏煎服，日二服。

现代研究

【**性味归经**】性寒，味苦。入脾、胃经。

【**用法用量**】内服：煎汤，6～15克；或入丸、散。外用：适量，煎水洗或研末敷。

【**药用成分**】本品含白鲜碱、白鲜内酯、粗多糖等。

【**药理作用**】白鲜碱小量对离体蛙心有兴奋作用，可使心肌张力增加，每分钟输出量及搏出量均增多，对离体兔耳血管有明显收缩作用，对家兔和豚鼠子宫平滑肌有强力收缩作用。根皮有解热作用，给发热之家兔口服其煎剂，能使体温下降。狗静脉注射另一种白鲜皮浸膏，能缩短血凝时间。

【**注意事项**】脾胃虚寒者忌服。

药膳精选

归楂净面茶

〔**配　方**〕当归、焦山楂各12克，白蒺藜、白鲜皮各6克。

〔**制用法**〕将当归、焦山楂、白蒺藜、白鲜皮放入锅中煮成汤汁即可。当茶频饮，连饮30日。

〔功　效〕养血活血，散瘀祛斑。适用于颜面黑斑。

白鲜防风汤

〔配　方〕赤小豆、茯苓、鸡内金各10克，白鲜皮、防风、金银花各6克，甘草3克。

〔制用法〕水煎服，每日1剂。

〔功　效〕丘疹性荨麻疹。

双白祛风汤

〔配　方〕白鲜皮、乌鸡梢蛇、防风、当归各9克，白蒺藜、生地各12克，甘草6克。

〔制用法〕将上述所有药材放入煮锅中，加入适量清水，大约至没过所有药材为止，开大火煮沸，再转小火续煮30分钟左右即可。每次一小碗，分早、晚2次服用。

〔功　效〕清热解毒，主治慢性湿疹、荨麻疹。

消食药

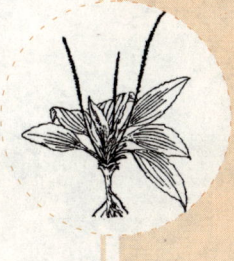
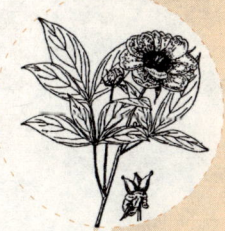
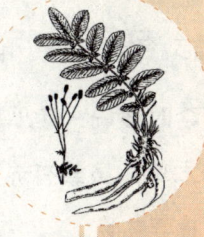
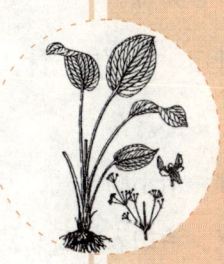

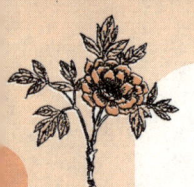

本草纲目

山楂

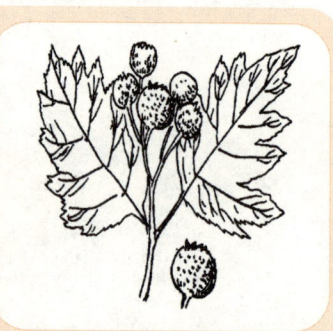

本草集解 | 现代研究 | 药膳精选

● 本草集解

[释义] 山楂又名赤爪子、鼠楂、猴楂、茅楂、朹子（音求）、羊梂、棠梂子、山里果。李时珍说：赤爪、堂梂、山楂是一种植物，古今中很少用山楂，所以《新修本草》虽载有赤爪，后人不知是山楂，从朱丹溪开始著山楂功效后，才成为重要药物。

[气味] 酸冷，无毒。

[主治] 煮汁服，止水痢。沐头洗身，治疮痒。

煮汁洗漆疮，多瘥。

消食积，补脾，治小肠疝气，发小儿疮疹。

健胃，行结气。治妇人产后儿枕痛，恶露不尽，煎汁入沙糖服之，立效。

化饮食，消肉积癥瘕，痰饮痞满吞酸，滞血痛胀。

附方

①**偏坠疝气**：山楂肉、茴香（炒）各一两，同研末，调糊做成梧桐子大的丸子，每次空腹服一百丸，白开水送下。

②妇女难产：取山楂核49粒，用百草霜为胞衣，酒服下。

③老人腰痛及腿痛：山楂、鹿茸（炙）等份，研为末，加入蜂蜜做成梧子大丸。每次服一百丸，一天两次。

④食肉不消：山楂肉四两，水煮吃下，并把汤汁喝下。

现代研究

【性味归经】性微温，味酸、甘，入脾、胃、肝经。

【用法用量】内服：煎汤，3～10克；或入丸、散。外用：适量，煎水洗或捣散。

【药用成分】山楂果实中含酒石酸、柠檬酸、山楂酸、黄酮类、内酯、糖类及苷类。野山楂果实中含柠檬酸、苹果酸、山楂酸、鞣质、皂苷、果糖、维生素C及蛋白质、脂肪等。

【药理作用】山楂能增加胃消化酶的分泌，促进消化；对各型菌有明显的抑制作用；提取物有明显的降血脂及减轻动脉粥样硬化的作用；乙醇浸出物或总黄酮有较持久的降压作用及免疫增强作用。

【注意事项】生食多，令人嘈烦易饥，损齿，齿龋人尤不宜。脾胃虚，兼有积滞者，当与补药同施，亦不宜过用。多食耗气，损齿，易饥，空腹及羸弱人或虚病后忌之。

药膳精选

山楂桃仁茶

〔配　方〕山楂100克，桃仁10克，蜂蜜250克。

〔制用法〕将山楂洗净后用刀拍碎，桃仁洗净后研细。将山楂、桃仁一同放入锅中，加入适量清水浸泡半小时，煎取药汁，再加等量的清水煎取1次，2

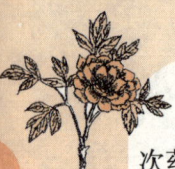

次药汁合并后装入瓶中，对入蜂蜜拌匀，盖上盖子，隔水蒸1小时，冷却即可。

〔功　效〕消食健胃，行气散瘀。适用于脂肪肝。

山楂枸杞饮

〔配　方〕山楂、枸杞各15克。

〔制用法〕将山楂、枸杞洗净，放入砂锅中，加适量清水，水煎成汁，滤出，频饮。

〔功　效〕养阴补血，益精明目，还可保肝降压，补肝益肾。

银耳山楂羹

〔配　方〕白木耳20克，山楂糕或山楂片40克，白糖1匙。

〔制用法〕山楂糕切小块；白木耳泡发，连同浸液倒入砂锅内，小火慢炖1小时；锅内加入山楂糕、白糖，炖半小时，至木耳炖烂，汁糊成羹时即可。

〔功　效〕益气养颜、和血通脉。

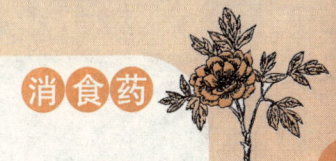

麦芽

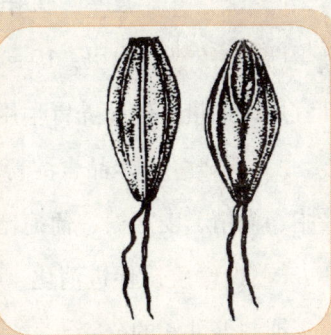

本草集解　现代研究　药膳精选

● 本草集解

释义 麦芽又名麦蘖、大麦芽、大麦毛、大麦蘖。为禾本科一年生草本植物大麦的成熟果实，经发芽干燥而成。将麦芽用水浸泡后，保持适度温度、湿度，待幼芽长至0.5厘米时，干燥。生用或炒用。

气味 咸，温，无毒。

主治 消食和中。破冷气，去心腹胀满。开胃，止霍乱，除烦闷，消痰饮，破癥结，能催生落胎。补脾胃虚，宽肠下气，腹鸣者用之。消化一切米、面、诸果食积。

附方

①快膈进食：麦蘖（麦芽）四两，神黄二两，白术、橘皮各一两，为末，蒸饼丸梧子大。每人参汤下三五十丸。

②产后回乳，产妇无子食乳，乳不消，令人发热恶寒：用大麦二两。炒为末。每服五钱，白汤下，甚良。

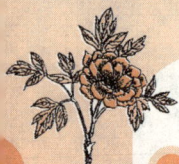

现代研究

【性味归经】性平，味甘。入脾、胃、肝经。

【用法用量】内服：10～15克，大剂量30～120克，煎汤，或入丸散。回乳宜用大剂量。健脾养胃生用，行气消积炒用。

【药用成分】本品含淀粉酶、转化糖酶、维生素B、维生素C、脂肪、卵磷脂、糊精、麦芽糖、葡萄糖等。

【药理作用】促进消化，促进胃酸与胃蛋白酶的分泌。

抑制催乳素的分泌。

兴奋心脏、降低血糖、收缩血管、扩张支气管、抑制肠蠕动等。

现代临床可用于小儿泄泻、消化不良、病毒性肝炎、真菌感染、回乳等。

【注意事项】因生麦芽中所含的麦角类化合物有抑制催乳素分泌的作用，故妇女哺乳期忌用。孕妇慎用。

药膳精选

镇肝熄风汤

〔配　方〕生麦芽、生白芍、玄参、茵陈、天冬各15克，怀牛膝、生赭石、生龙骨、生牡蛎各30克，甘草、沉香、川楝、丁香各6克，柿蒂9克。

〔制用法〕随证加减。每日1剂，水煎服。

〔功　效〕治疗脑卒中顽固性呃逆。

盗汗方

〔配　方〕单味麦芽（生、炒）60～120克。

〔制用法〕单味麦芽大剂量（生、炒均可，以炒者为佳）加水1000毫升煎煮，煮沸后，稍煮片刻即可。代茶饮，亦可冲入保温瓶内，以备连用。

〔功　效〕行气健脾。适用于盗汗。

消食药

麦芽决明茶

〔配　方〕山楂、麦芽各30克，决明子15克，绿茶、荷叶各6克。

〔制用法〕先将山楂、麦芽、决明子放入锅内，加清水煎煮半小时，然后加入茶叶、荷叶煮10分钟。共煎2次，再将药汁混合，当茶饮用。

〔功　效〕平肝泻热、消食降脂。适用于肥胖病、冠心病、高血脂等证。

青皮麦芽饮

〔配　方〕青皮10克，生麦芽30克，白糖20克。

〔制用法〕先将青皮洗净、切碎；生麦芽洗净，去杂质；再把青皮、麦芽共放入炖锅内，加入250毫升水；先用大火烧沸，再用小火炖煮25分钟，加入白糖拌匀，代茶饮用。

〔功　效〕疏肝气、祛郁滞，可用于慢性肝炎。

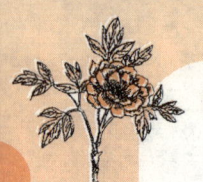

莱菔子

本草集解　现代研究　药膳精选

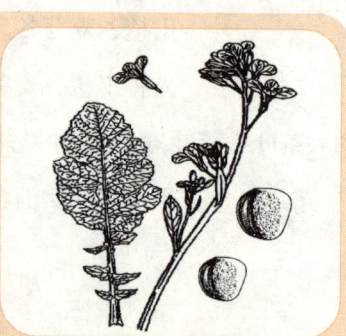

● 本草集解

释义 别名萝卜子，时珍曰：莱菔今天下通有之。大抵生沙壤者脆而甘，生瘠地者坚而辣。根、叶皆可生可熟，可菹可酱，可豉可醋，可糖可腊，可饭，乃蔬中之最有利益者。

气味 辛，甘，平，无毒。

主治 莱菔子之功，长于利气。生能升，熟能降。升则吐风痰，散风寒，发疮疹；降则定痰喘咳嗽，调下痢后重，止内痛，皆是利气之效。

附方

①**肺痰咳嗽**：莱菔子半升淘净焙干，炒黄为末，以糖和，丸芡子大。绵裹含之，咽汁甚妙。

②**牙齿疼痛**：生莱菔子14粒，研为末，以乳汁和匀。左边牙痛点右鼻，右边牙痛点左鼻。

③**小儿风寒**：萝卜子（生研末）一钱，温葱酒服之，取微汗大效。

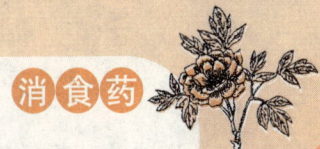

消食药

● 现代研究

【性味归经】性平,味辛、甘。入脾、胃、肺经。

【用法用量】内服:6~10克,打碎水煎,或入丸散。消食宜炒用。

【药用成分】种子含脂肪油、挥发油。挥发油内有甲硫醇等。脂肪油中含多量芥酸、亚油酸、亚麻酸以及芥子酸甘油酯等。还含有抗菌物质莱菔素。

【药理作用】莱菔素对葡萄球菌和大肠杆菌具有显著抑制作用,水浸剂有抑制皮肤真菌的作用;莱菔子醇提取物有良好的降压效果;各种莱菔子炮制品均有增强离体兔回肠节律收缩的作用和抑制小白鼠胃排空的作用;种子提出物β-谷甾醇有一定的镇咳和祛痰作用,并能防止动脉粥样硬化。

【注意事项】忌与人参同食。气虚者应谨慎服用。此外,莱菔子最好经过炒、煎两道工序处理,这样可避免引起恶心等症。

● 药膳精选

保和丸

〔配　方〕山楂100克,神曲60克,半夏、茯苓各90克,陈皮、连翘、莱菔子各30克。

〔制用法〕上药共研细末为丸,每次服9克,每日2次,麦芽煎水洗服,连服1个月为1个疗程。

〔功　效〕此方适宜于慢性胃炎、脘腹胀满、呕恶者。

莱菔玉竹烩鸡蛋

〔配　方〕莱菔子10克,玉竹9克,鸡蛋2个。

〔制用法〕将莱菔子、玉竹放入锅中,清水浸泡约20分钟,放入鸡蛋,加水至淹没鸡蛋,起火,煎煮至鸡蛋熟,然后鸡蛋去壳再煮片刻,即可滤出汤汁，吃蛋。

〔功　效〕润肠通便，祛痰下气，改善便秘，增强胃肠蠕动。

莱菔子粥

〔配　方〕莱菔子10克，粳米10克。

〔制用法〕先将粳米洗净，用水浸泡1小时；再将莱菔子放入锅中炒熟；锅中加入适量水，放入粳米与莱菔子共煮粥。

〔功　效〕健胃消食，化痰下气，适用于支气管炎、支气管哮喘者服用。

莱菔子饮

〔配　方〕莱菔子15克，白糖30克。

〔制用法〕把莱菔子洗净，放入炖杯内，加清水200毫升；把炖杯置武火上烧沸，再用文火煮25分钟，滤去莱菔子，留汁；在莱菔子汁内加入白糖，拌匀即成。

〔功　效〕祛痰化瘀。适合痰瘀互阻型冠心病患者饮用。

泻下药

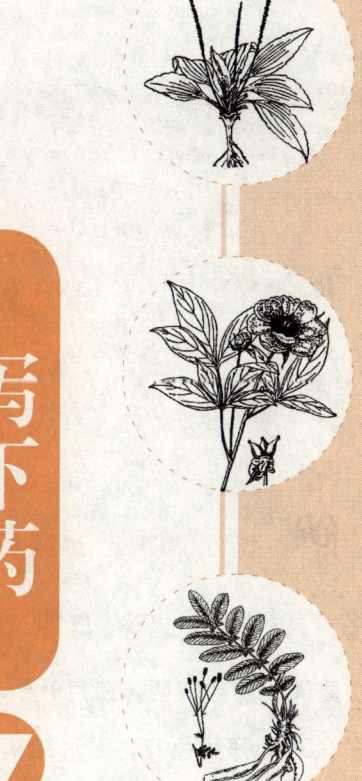

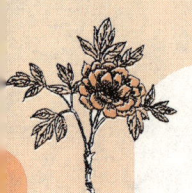

本草纲目

方药精选

大黄

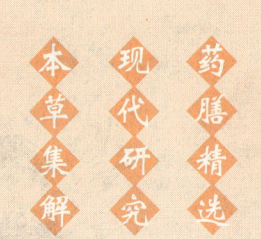

本草集解　现代研究　药膳精选

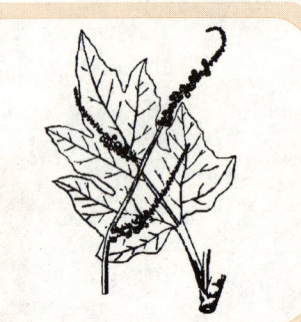

● 本草集解

释义 又名黄良、将军、火参、肤如。大黄，是因其颜色而得名。吴普说：大黄生长在蜀郡北部或陕西。二月叶子卷曲生长，黄赤色，叶片四四相当，茎高三尺多，三月开黄色花，五月结实黑色，八月采根。根有黄汁，切片阴干。

气味 苦，寒，无毒。

主治 主治下痢赤白，里急腹痛，小便淋沥，实热燥结，潮热谵语，黄疸，诸火疮。下瘀血，血闭寒热，破癥瘕积聚，留软宿食，荡涤肠胃，推陈致新，通利水谷，调中化食，安和五脏。平胃，下气，除痰实、肠间结热、心腹胀满、女子寒血闭胀、小腹痛、诸老血留结。

附方

①**辟瘴明目**：用七物升麻丸，即用升麻、犀角、黄芩、朴消、栀子、大黄各二两，豉二升，微熬同捣末，蜜丸梧子大。觉四肢大热大便难，即服三十丸，取微利为度。若四肢不热，只食后服二十丸。非但辟瘴，甚能明目。

②**产后血块：** 大黄末一两，头醋半升，熬膏做成梧桐子大的丸子，每服五丸，温醋化下。

③**腹中痞块：** 大黄十两为散，醋三升，蜜两匙一起煎，做丸如梧子大，每次服三十丸，生姜汤送服，以大便通畅为度。

④**小儿脑热，常欲闭目：** 大黄一分。水三合，浸一夜。一岁儿每日服半合，余者涂顶上，干即再上。

⑤**赤白浊淋：** 取大黄适量，研为细末，每次取六分，放入破了顶的鸡蛋中，搅匀，蒸熟，空腹吃下。三次见效。

● 现代研究

【性味归经】性寒，味苦。入脾、肝、胃、大肠、心包经。

【用法用量】煎服，3~10克。外用适量。入煎剂煎煮时间过久，其泻下成分被破坏，作用减弱，故欲攻下者应后下，或用沸水泡服。

【药用成分】大黄含有芦荟大黄素、芦荟大黄素-8-葡萄糖甙、芦荟大黄素贰、去氧大黄酚、大黄酚、大黄素、大黄素甲醚、食用大黄素、大黄酸、大黄酚-1-葡萄糖甙或大黄酚贰、大黄素-6-葡萄糖甙、大黄素-8-葡萄贰、大黄素甲醚葡萄糖贰、大黄鞣酸、没食子酸、儿茶精、大黄四聚素、没食子酰葡萄糖、桂皮酸、大黄明、土大黄贰、土大黄贰元。

【药理作用】止血活血，扩张小血管，改善毛细血管通透性，促进骨髓生成血小板。

抗细菌、真菌、病毒、阿米巴及滴虫。

保肝，解痉利胆，促进胆汁分泌，降胆固醇和利胰。

健胃，增强肠蠕动及抗溃疡。

抗炎、解热、镇痛、降血糖、抗肿瘤等。

【注意事项】脾胃虚寒、体弱、妇女月经期及胎前产后均应慎服。本品大苦大寒，易伤胃气，胃弱者可能会引起食欲不振、恶心、呕吐等副作用，一般停药后即可缓解。

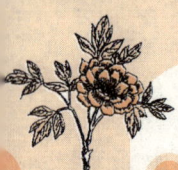

● 药膳精选

大黄蜂蜜饮

〔配　方〕鲜大黄10克，蜂蜜适量。

〔制用法〕将大黄洗净，切片，与蜂蜜同置于杯中，冲下沸水适量，浸泡3~5分钟，代茶饮。每日1剂。

〔功　效〕泻热通肠，润肠通便，肠燥便秘可饮用，还有助于降低血脂。

高血压病方

〔配　方〕生大黄末8克。

〔制用法〕每天冲服生大黄末。

〔功　效〕泻火导滞，润肠通便。适用于高血压病。

生大黄片

〔配　方〕大黄片适量。

〔制用法〕服用生大黄片（用大黄粉碎加赋形剂压片制成每片含生大黄0.6克）。开始每次3片，早、中、晚各1次，以保持每日2~3次微软溏便为度，逐渐加量，最大剂量每次15片，分3次服，连服3个月检查。

〔功　效〕治疗脑动脉硬化症。

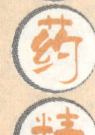
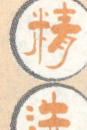

泻下药

本草纲目 方药精选

火麻仁

本草集解 | 现代研究 | 药膳精选

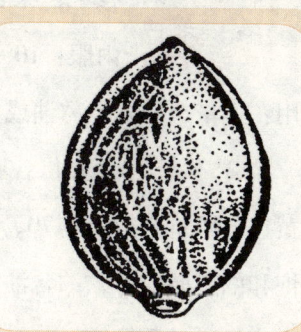

● 本草集解

释义 火麻仁又名麻仁、麻子、大麻子、白麻子、冬麻子、火麻子、线麻子、大麻仁、麻子仁。为桑科一年生草本植物大麻的成熟种子。秋季果实成熟时采收，除去杂质或晒干。生用或炒用，用时打碎。

气味 甘，平。

主治 利女人经脉，调大肠下痢；涂诸疮癞，杀虫；取汁煮粥食，止呕逆。主中风汗出，逐水，利小便，破积血，复血脉，乳妇产后余疾。取汁煮粥，祛五脏风，润肺。治关节不通、发落，通血脉。

附方

①**血虚便秘**：火麻仁、杏仁、栝楼各等份，蜂蜜适量。将以上三味共研为细末，用蜂蜜将其调和为枣大的丸剂，每日用温水送服2~3丸。

②**小儿头面疮疥**：火麻子五升末之，以水调和成汁，加入蜂蜜拌匀，敷于患处。

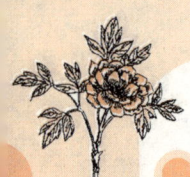

现代研究

【性味归经】 性平，味甘。入脾、大肠经。

【用法用量】 内服：10～15克，生用打碎入，或捣取汁煮粥，或入丸散。外用：适量，研末、熬油或煮汁涂洗。

【药用成分】 火麻仁含脂肪油约30%。榨出的新油为绿黄色，经久则变褐黄色，碘价为140～170，属于干性油。油中饱和的脂肪酸为4.5%～9.5%，不饱和的脂肪酸中，约含油酸12%，亚油酸53%，亚麻酸25%。油中还含一些大麻酚、植酸钙镁，其含率比叶、茎、芽中还多，种仁中含率可达1%。

【药理作用】 脂肪油对肠壁和粪便起润肠作用，软化大肠，使易于排出，作用缓和，无肠绞痛的副作用。

降血压及阻止血清胆固醇上升。

麻醉及致幻。

现代临床可用于治疗跌打损伤、口眼歪斜、术后大便干燥、习惯性便秘等。

【注意事项】 本品虽无毒，但过量食入，也可引起中毒，症状为恶心、呕吐、腹泻、四肢麻木、失去定向力、抽搐、精神错乱、昏迷及瞳孔散大等。

药膳精选

麻子仁丸

〔配　方〕麻子仁、大黄各500克，芍药、枳实、厚朴、杏仁各250克。

〔制用法〕上药为末，炼蜜为丸，每丸9克，每日2次，每次1丸，温开水送服。

〔功　效〕治疗习惯性便秘。

泻下药

牵牛子

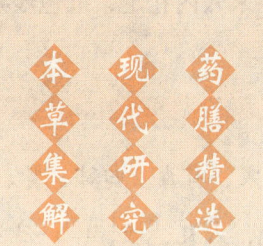
本草集解　现代研究　药膳精选

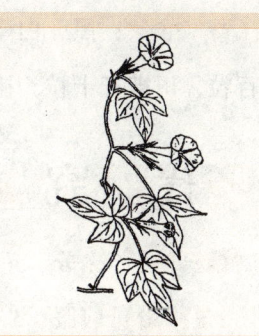

● 本草集解

释义 为旋花科植物圆叶牵牛的样子,生于山野灌丛中、村边、路旁,易栽培。秋末果实成熟,果壳未开裂时采割植株,晒干,打下种子,除去杂质。

气味 苦,寒,有毒。

主治 逐痰消饮,通大肠气秘风秘,杀虫。《本草纲目》

主正气,疗脚满水肿,除风毒,利小便。《名医别录》

治腰痛,下寒性脓液,为泻蛊毒药,疗一切气壅滞。《日华诸家本草》

治痃癖气块,利大小便,除水气,虚肿。落胎。(甄权)

附方

①**风热赤眼**:白牵牛为末,以葱白汤煮,研绿豆大小的丸子,每次服五丸。

②**停饮肿满**:黑牵牛头末四两,茴香一两(炒),或加木香一两。上为细末,以生姜自然汁调一二钱,临卧服。

③一切虫积：牵牛子二两（炒，研为末），槟榔一两，使君子肉五十个（微炒）。俱为末。每服二钱，砂糖调下，小儿减半。

④肾气作痛：黑、白牵牛子等份，炒为末，每服三钱，用猪腰子切，入茴香百粒，川椒五十粒，掺牵牛末入内扎定，纸包煨熟，空心食之，酒下。

现代研究

【性味归经】味苦、辛，性寒，有毒。归肺、肾、大肠经。

【用法用量】煎服，3~6克，入丸、散，1.5~3克。炒用药性减缓。

【药用成分】含牵牛子苷2%，为泻下成分。尚含生物碱、脂肪油、蛋白质、多种糖类及色素等。

【药理作用】牵牛子苷能增进肠蠕动，从而表现为强烈的泻下作用；能兴奋离体兔肠和离体大鼠子宫平滑肌；对猪蛔虫有驱虫效果；水提取物对由猪新鲜肾皮质中分离精制的15-差劲前列腺素脱氢酶具有抑制作用，从而延长前列腺素 E_2 的利尿作用。

【注意事项】孕妇及胃弱气虚者忌服。不胀满、不便秘者勿用。治痰壅气滞、咳逆喘满，则不可久服。不宜用本品攻泻消积，克伐胃气。

药膳精选

牵牛子粥

〔配　方〕牵牛子1克，粳米80克，生姜2片。

〔制用法〕牵牛子研磨成粉末；粳米淘洗干净，放入锅中，加入姜片和适量清水，熬煮成粥，待粥熟时，加入牵牛子末拌匀，再搅拌片刻即成。空腹使用，每日1次，从少量食起，不宜多服、久服。

〔功　效〕通便下气，泻水消肿。便秘、有水肿的患者可适量食用。

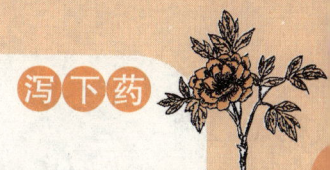

荷叶

泻下药

本草集解　现代研究　药膳精选

本草集解

释义 又名莲叶、鲜荷叶、荷叶炭。荷叶为睡莲科植物莲的叶，6~9月夏秋二季采收，晒至七八成干，对折成半圆形成扇形，晒干。

气味 苦，平，无毒。

主治 止渴，落胞破血，治产后口干，心肺躁烦。《大明》

治血胀腹痛，产后胎衣不下，酒煮服之。荷鼻：安胎，去恶血，留好血，止血痢，杀菌蕈毒，并煮水服。（藏器）

生发元气，裨助脾胃，涩精滑，散瘀血，消水肿痈肿，发痘疮，治吐血咯血衄血，下血溺血血淋，崩中产后恶血，损伤败血。（时珍）

附方

①**偏风头痛**：升麻、茎术各30克，荷叶一个，水二盅，煎至一盅，吃后温服汤水。或烧荷叶一个，研末，煎成汤汁服下。

②**诸般痈肿，拔毒止痛**：荷叶中心蒂如钱者，不拘多少，煎汤淋洗，拭干，以飞过寒水石，同腊猪脂涂之。又治痈肿，柞木饮方中亦用之。

③**脱肛不收**：贴水荷叶焙研，酒服二钱，仍以荷叶盛末坐之。

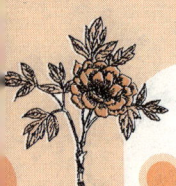

● 现代研究

【性味归经】性平，味苦。入心、肝、脾经。

【用法用量】内服：煎汤，3～10克，鲜品15～30克，荷叶炭，3～6克；或入丸、散。外用：适量，捣敷或煎水洗。用于止血可炒炭用。

【药用成分】含莲碱、荷叶碱、原荷叶碱、槲皮素、草酸、琥珀酸、鞣质等。

【药理作用】荷叶碱类对平滑肌有解痉作用；莲碱小剂量能兴奋呼吸，静脉注射可引起血压下降，剂量加大即导致阵发性痉挛。

【注意事项】荷叶降脂降压作用极强，体瘦气血虚弱者忌用。

● 药膳精选

荷茶叶

〔配　方〕荷叶15克，绿茶3克。

〔制用法〕将荷叶洗净，切成丝，放入锅中，水煎取汁；茶叶置于茶杯中，冲入荷叶汁，加盖闷泡3分钟即可饮用。

〔功　效〕排油减脂，去油腻，对减肥有一定作用。

荷叶山楂决明茶

〔配　方〕山楂、决明子各15克，荷叶8克。

〔制用法〕洗净后用小纱布袋包好放到锅里，加适量清水，先大火煮开，再改小火继续熬煮半小时。将茶水倒入保温杯中，口渴的时候随时饮用。

〔功　效〕清热解暑，升发清阳，凉血止血。适用于心悸。

祛风治温药

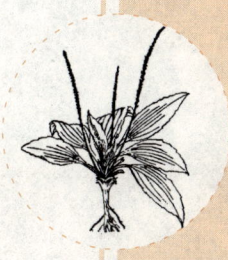
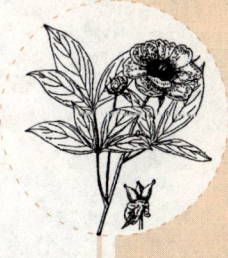
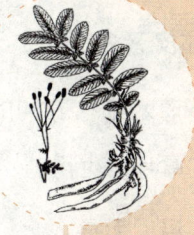
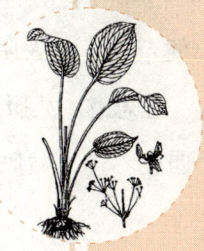

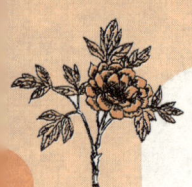

本草纲目

方药精选

五加皮

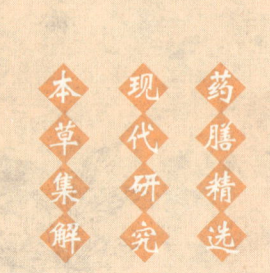

本草集解　现代研究　药膳精选

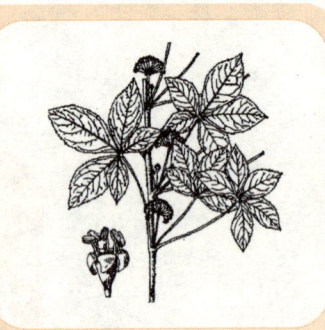

● 本草集解

释义 五加皮又名五加、五佳、白刺、木骨、追风使、南止加皮等。为五加科落叶小灌木细柱五加的干燥根皮。夏、秋二季采挖根部洗净，剥取根皮，晒干，切厚片。生用。

气味 辛，温，无毒。

主治 心腹疝气腹痛，益气疗躄，小儿三岁不能行，疽疮阴蚀。男子阳痿，囊下湿，小便余沥，女人阴痒及腰脊痛，两脚疼痹风弱，五缓虚羸，补中益精，坚筋骨，强志意。久服，轻身耐老。

破逐恶风血，四肢不遂，贼风伤人，软脚蹩腰，主多年瘀血在皮肌，治痹湿内不足。

附方

①妇人血带，憔悴困倦，喘满虚烦，吸吸少气，发热多汗，口干舌涩，不思饮食，名血风劳：用五加皮、牡丹皮、赤芍药、当归各一两，为末。每用一钱，水一盏，用青钱一文，蘸油入药，煎七分，温服。常服能肥妇人。

②虚劳不足：五加皮、枸杞根白皮各一斗，水一石五斗，煮汁七斗，分取四斗，浸曲一斗，以三斗拌饭，如常酿酒法，待熟任饮。

现代研究

【性味归经】性温，味甘。入肝、肾经。

【用法用量】五加皮，治疗用量为每日9～30克，养生保健用量为每日5～10克。

【药用成分】本品含刺五加糖苷B_1、α－芝麻素、紫丁香苷、异秦皮素葡萄糖苷、谷甾醇、胡萝卜苷、鞣质及维生素B_1等成分。

【药理作用】五加皮既可提高免疫功能，又可抑制免疫功能。如细柱五加水煎醇沉液对小鼠脾脏抗体形成细胞有明显的抑制作用；对小鼠腹腔巨噬细胞的吞噬率和吞噬指数有降低作用；细柱五加总皂苷给小鼠灌胃，能促进小鼠网状内皮系统吞噬功能，并能提高小鼠血清抗体滴度。

细柱五加主含糖苷的提取物，能显著协同戊巴比妥钠对小鼠的抑制作用，其正丁醇提取物对热刺激所致小鼠疼痛有明显镇痛作用。

【注意事项】阴虚火旺者忌服。

药膳精选

五加五味茶

〔配　方〕五加皮15克，五味子6克。

〔制用法〕将五加皮、五味子同放茶杯内，冲入沸水，加盖闷15分钟即可。当茶饮用，随冲随饮，随时添加开水，每日1剂，可加糖调味。

〔功　效〕祛风湿，补肝肾，强筋骨，利尿。适用于失眠（阴虚火旺型）。

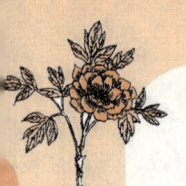

五加皮酒

〔配　方〕五加皮50克，酒曲、糯米各适量。

〔制用法〕用清水煎煮五加皮，取汁，再加入糯米适量，同煮成糯米干饭，放凉后加酒曲适量，发酵酿酒，每日适量佐餐食用。

〔功　效〕适用于产后因外感寒邪导致的身痛。

抗风湿药酒

〔配　方〕五加皮、麻黄、制川乌、制草乌、乌梅、甘草、木瓜、红花各20克，60度白酒1000毫升。

〔制用法〕①将前8味切碎，置容器中，加入白酒，密封。

②浸泡10～15日后，过滤去渣，再加白酒至1000毫升，静置24小时，过滤即成。

〔功　效〕祛风除湿，舒筋活血。适用于风湿性关节炎等证。

五加皮瘦肉粥

〔配　方〕五加皮4.5克，绞肉31克，白米半碗，香菇、葱、米酒、精盐各适量。

〔制用法〕香菇水发，切丝，葱切段，备用。锅中加适量水，放入五加皮煮药汁，用药汁煮粥。再将葱爆香，加入香菇丝、肉、米酒、精盐拌炒装盘备用。将所有材料放入粥锅中焖约5分钟即成。

〔功　效〕强关节、祛风湿。

祛风治湿药

车前草

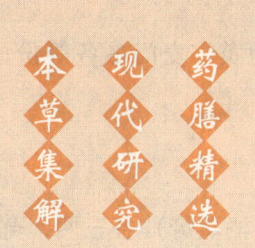
本草集解　现代研究　药膳精选

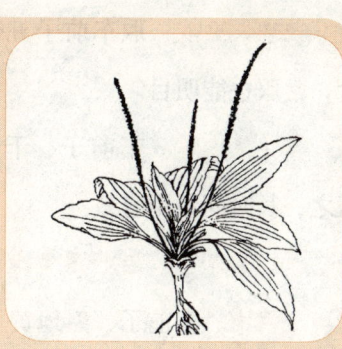

● 本草集解

释义 又名当道、马舄（音昔）、牛遗、车轮菜、地衣、蛤蟆衣。陆玑《诗义疏》上说：此草爱长在路旁及牛马足迹中，所以有车前、当道、马舄、牛遗的名称。苏颂说：车前草初春长出幼苗，叶子布地像匙面，连年生长的长一尺多。此草从中间抽出数茎，结长穗像鼠。穗上的花很细密，色青微红。它结的果实像葶苈，为红黑色。如今人们在五月采苗，七八月采实，也有在园圃里种植的。蜀中一带多种植，采其嫩苗当菜吃。

气味 甘，寒，无毒。

主治 男子伤中，女子淋沥不欲食，养肺强阴益精，令人有子，明目疗赤痛。《别录》

去风毒，肝中风热，毒风冲眼，赤痛障翳，脑痛泪出，压丹石毒，去心胸烦热。（甄权）

附方

①**小便不通**：车前草一斤，加水三升，煎取一升半，分三次服。

②风热目暗，涩痛：车前子、宣州黄连各一两，为末。食后温酒服一钱。日二服。

③老人淋病：取车前子五合，用绵布裹好煮汁，加入青粱米四合，煮粥食，常服也能明目。

④久患内障：车前子、干地黄、麦门冬各等份，为末，蜜丸如梧子大，服之，长时间服用有效。

⑤补虚明目，治肝肾俱虚，眼昏黑花，或生障翳，迎风有泪，久服补肝肾，增目力：车前子、熟地黄（酒蒸焙）各三两，菟丝子（酒浸）五两，为末，炼蜜丸梧子大。每温酒下三十丸，日二服。

现代研究

【性味归经】性寒，味甘。入肝、肾、肺、小肠经。

【用法用量】内服：煎汤或入丸、散，5～15克。外用：适量，煎汤清洗患处，或研末调匀后敷于患处。

【药用成分】本品含车前子酸、车前聚糖、蛋白质、琥珀酸、胆碱等。

【药理作用】利尿作用；祛痰、镇咳、平喘作用；抗病原微生物作用；对关节囊作用：车前子注射剂注入家兔关节腔内，可促使家兔关节囊滑膜结缔组织增生，从而使松弛的关节囊恢复原有的紧张度。

【注意事项】肾虚、内伤劳倦者应禁服车前子。精滑不固者应禁服车前草。

药膳精选

车前芦根茶

〔配　方〕车前子25克，冬瓜皮、玉米须、芦根各30克。

〔制用法〕将车前子用布包好，与其他药一起入锅，水煎当茶饮。

〔功　效〕清热利尿通淋。适用于属湿热内盛者。

车前子茶

〔配　方〕车前子 10 克。

〔制用法〕先将车前子拣去杂质，筛去空粒，洗去泥沙，晒干。把车前子放杯中，沸水冲泡 15 分钟，当茶饮。

〔功　效〕具有利水降压、祛痰止咳的功效。

车前子双苓茶

〔配　方〕车前子、茯苓、猪苓、黄芪各 10 克，大枣 5 枚。

〔制用法〕将以上药材用清水煎，当茶饮。

〔功　效〕治肾炎。

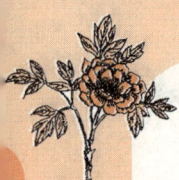

泽泻

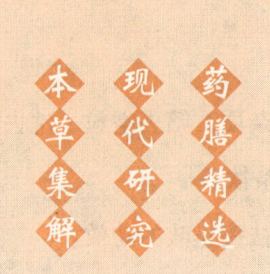
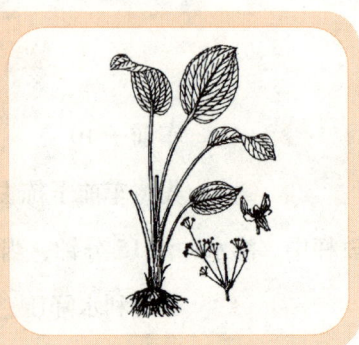

● 本草集解

释义 别名水泻、及泻、禹孙。时珍曰：去水曰泻，如泽水之泻也。禹能治水，故曰禹孙。余未详。泽泻生汝南池泽。五月采叶，八月采根，九月采实，阴干。

气味 咸，平，无毒。

主治 主风寒湿痹，乳汁不能，能养五脏，益气力，使人肥健，可消水。利水，治心下水痞。渗湿热，行痰饮，止呕吐泻痢，疝痛脚气。

附方

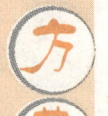

①冒暑霍乱，小便不利，头运引饮：用泽泻、白术、白茯苓各三钱，水一盏，姜五片，灯心十茎，前八分，温服。

②脚胀水肿：取白术、泽泻各半两。共研为末，煎服三钱，茯苓汤调下，也可做成梧子大的丸，每服三十丸。

③水湿肿胀：白术、泽泻各一两，研为末或者做成丸子，每次用茯苓汤送服三钱。

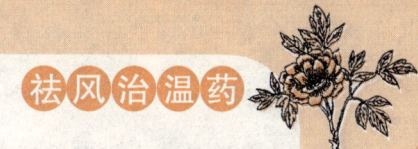祛风治湿药

● 现代研究

【性味归经】性寒，味甘、淡。入肾、膀胱经。

【用法用量】内服：煎汤，3～10克；或入丸、散。

【药用成分】块茎中分出五种三萜类化合物：泽泻醇A、泽泻醇B、乙酸泽泻醇A酯、乙酸泽泻醇B酯和表泽泻醇A；尚含挥发油（内含糖醛）、小量生物碱、天门冬素、一种植物甾醇、一种植物甾醇甙、脂肪酸（棕榈酸、硬脂酸、油酸、亚油酸）；还含有树脂、蛋白质和多量淀粉（23%），以及锰、钙等。

【药理作用】本品具有利尿、降血脂、抗脂肪肝、降血压、扩张冠状动脉、抗凝血，增加尿中钠、氯、钾和尿素的排泄漏量等作用。

【注意事项】泽泻入肾经，善泻热泻水，肾虚精滑无湿热者忌用。泽泻与海蛤、文蛤相克，不可同食。

● 药膳精选

泽泻山楂花茶

〔配　方〕泽泻、山楂、决明子各10克，番泻叶4克。

〔制用法〕将4味药共制粗末，放茶壶中，用沸水冲泡，当茶饮用，每日1剂，连服1个月。

〔功　效〕有泻热导滞、祛湿消肿、降脂的作用。

双耳泽泻粥

〔配　方〕小米100克，木耳、银耳各20克，女贞子、泽泻各15克，红糖适量。

〔制用法〕木耳、银耳用水泡发后洗净，撕成小片，待用。女贞子、泽泻

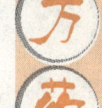
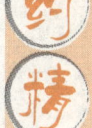

水煎取汁，小米淘洗后煮沸，加入木耳、银耳煮沸，改小火煮至成粥，加入红糖调味即可。

〔功　效〕活血通脉。

泽泻粥

〔配　方〕泽泻粉10克，粳米50克。

〔制用法〕先将粳米用冷水浸泡2小时，然后煮粥。待粥将熟时，放入泽泻粉，继续煮制片刻即可。

〔功　效〕本粥消肿利尿、健脾渗湿，适用于水肿、小便不利者食用。

泽泻茯苓鸡

〔配　方〕母鸡1只，泽泻、茯苓各60克，料酒适量。

〔制用法〕先将鸡处理干净，备用。泽泻、茯苓洗净后，与料酒一起放入鸡腹中，将鸡置入蒸笼中大火蒸3~4小时，拣去泽泻、茯苓，食鸡即可。

〔功　效〕本菜祛湿利尿、消肿补虚，适用于小便不利、久病体虚者服用。

淡竹叶

祛风治温药

本草纲目 方药精选

药膳精选　现代研究　本草集解

本草集解

释义 别名竹麦冬，即竹叶，李时珍说：原野到处有淡竹叶，春天生苗，高数寸，细茎绿叶，很似竹的种子落地长的细竹的茎叶。它的根一窝有几十根须，须上面结子，与麦冬一样，但比麦冬坚硬，随时可采，八九月间长出茎，结小长穗，乡下人采它的根苗，捣汁和米作酒曲，很芳香。

气味 甘寒，无毒。

主治 去烦热、利小便，除烦止渴，小儿痘毒，外症恶毒。《纲目》
清心火，消痰，止渴。治咳喘、吐血、呕哕，小儿惊痫。《草木便方》

附方

①小儿夜啼：僵蚕30克，生甘草20克，蝉蜕10克，同研为末，每次服用1～3克，用淡竹叶、双钩、菊花各3克，朱灯芯（朱砂拌）1克，同煎为汁，然后将药末送服，一日1次，睡前服用。

②口舌生疮：淡竹叶6克，灯心草1.5克，人乳或牛乳约100毫升，先将淡竹叶与灯心草同煎为药汁，然后取10毫升加入乳汁中和匀服用，对小儿鹅

口疮、口舌生疮、夜啼等证有治疗作用。

③**中暑**：淡竹叶、大青叶、埔姜叶、金银花叶各两钱，一枝香一钱，水煎（或开水泡）当茶饮。尿路感染：淡竹叶两至三钱，叮咚藤、凤尾草各六钱，或灯心草两钱，水煎服，每日一剂。

④**麻疹**：淡竹叶两钱，夏枯草六钱，钱葱（马蹄）八钱，以水煎，代茶频饮。

● 现代研究

【性味归经】性寒，味甘。入心、胃、小肠经。

【用法用量】内服6~15克，煎汤丸散。

【药用成分】茎叶含萜化合物、芦竹素、印白茅素、蒲公英赛醇和无羁萜。另外，地上部分含酸性成分、氨基酸、有机酸、糖类。

【药理作用】本品具有解热、利尿、抑制乙型肝炎表面抗原（HBsAg）、抗菌、抗肿瘤、升高血糖等作用。

【注意事项】淡竹叶性寒，体虚有寒者、孕妇忌用。

● 药膳精选

淡竹叶西瓜蜜汁

〔配　方〕淡竹叶、白茅根各50克，西瓜1大片，甘草适量，蜂蜜少许。

〔制用法〕将淡竹叶、白茅根洗净，甘草、西瓜连皮一起放入1000毫升的水中，煮30分钟后，去渣取汁，待凉再加少许蜂蜜。

〔功　效〕适合夏天清暑热、解烦止渴，嘴破、口干、口臭、口苦、心火、胃火上升者服用，皆有消火兼利尿等功效。

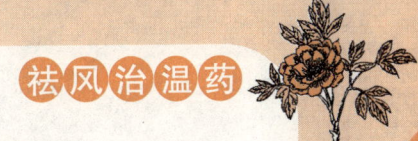

祛风治温药

竹叶大米粥

〔配　方〕竹叶10克（鲜者加倍），大米50克，白糖适量。

〔制用法〕将竹叶择净，放入锅中，加清水适量，浸泡5~10分钟后，水煎取汁，加大米煮粥，待熟时，调入白糖，再煮一二沸即成，每日1剂，连续3~5天。

〔功　效〕清热利湿，除烦安神。适用于热病干渴，或暑热烦渴，小便淋涩，口舌生疮，烦躁不安及泌尿系统感染等。

竹叶通草绿豆粥

〔配　方〕淡竹叶10克，通草5克，甘草1.5克，绿豆30克，粳米150克。

〔制用法〕先将淡竹叶、通草、甘草剁碎装入纱布袋；锅中加水，将纱布袋与绿豆、粳米一起泡30分钟；最后，文火煮粥即成。

〔功　效〕清热泻火、解毒敛疮。

芦荟

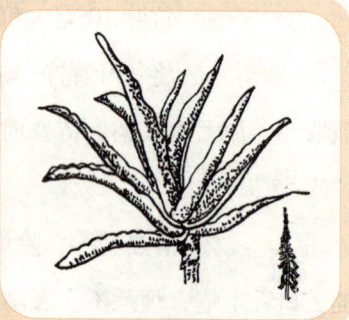

本草集解

释义 芦荟又名卢会、纳会、象胆、奴会、劳伟等。为百合科多年生草本植物库拉索芦荟、好望角芦荟或斑纹芦荟叶中的液汁经浓缩干燥品。全年可采，割取植物的叶片，收集流出的液汁，置锅内熬成稠膏，倾入容器，冷却凝固后即得。入丸剂用。

气味 苦，寒，无毒。

主治 热风烦闷，胸膈间热气，明目镇心，小儿癫痫惊风，疗五疳，杀三虫及痔病疮瘘，解巴豆毒。

附方

①小儿口疳：黄连、芦荟等份，为末，每蜜汤服五分。

②走马疳：入蟾灰等份，青黛减半，麝香少许。

③便秘：芦荟30克，朱沙18克。将以上2味药共研细末，用酒调制成绿豆大小的丸剂，每次4～6丸，温开水送服。

④**皮炎、湿疹**：取鲜芦荟25克，刮去汁液，调入少许蜂蜜，涂于患处，干透后，洗净，每日2次，连用5~7天，即可见效。

现代研究

【**性味归经**】性寒，味苦。入肝、胃、大肠经。

【**用法用量**】内服：0.6~1.5克，不入汤剂，入丸剂，或研末装入胶囊服。外用：适量，研末干撒，或调敷。

【**药用成分**】芦荟的化学成分包括芦荟大黄素苷、香豆酸脂、α-葡萄糖、戊醛、蛋白质及草酸钙结晶。有的还包含芦荟大黄素苷及异大黄素苷。

【**药理作用**】芦荟大黄素对金黄色葡萄球菌209P、大肠杆菌、福氏痢疾杆菌及临床分离的119株金黄色葡萄球均有抑制作用；芦荟水浸液对腹股沟表皮癣菌、红色表皮癣菌及星形妈卡菌有抑菌作用；芦荟提取物能促进淋巴细胞的转化，抑制人体血清补体成分反应，促进特异性抗体的产生，减轻氧自由基对中性多核白细胞的损害；可抑制多种肿瘤细胞的生成，并延长肿瘤患者的长存时间。

【**注意事项**】芦荟性大寒，体质虚弱者忌过量食用，脾胃虚寒者、食少便溏者、孕妇、经期中妇女忌用。对芦荟过敏者忌用，过敏现象为出现皮肤红肿、粗糙等。

芦荟不可与寒凉性质的药材食材搭配食用，以免导致腹痛腹泻。

药膳精选

芦荟红茶

〔配　方〕红茶1包，芦荟30克，菊花3克，蜂蜜适量。

〔制用法〕将芦荟去皮取出白肉，与菊花一同放入锅中，倒入适量水，用小火慢煮，待水沸后倒入杯中，放入红茶包，调入蜂蜜即可。每日当茶饮。

〔功　效〕皮肤早衰者，可用此茶提高细胞活力，减缓肌肤老化。

芦荟降压方

〔配　方〕芦荟鲜叶1~3厘米。

〔制用法〕芦荟鲜叶去刺生食。每日3次，饭前30分钟服用。

〔功　效〕降血压。

芦荟粥

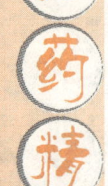

〔配　方〕芦荟15克，粳米150克，白糖15克。

〔制用法〕将芦荟洗净，切成2厘米见方的块；粳米淘洗干净，放入锅内，加水500毫升，置大火上烧沸，再用小火煮35分钟。在粳米粥中加入白糖，搅匀即成。

〔功　效〕泻热通便，杀虫。

祛风治湿药

独活

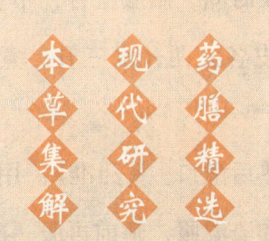
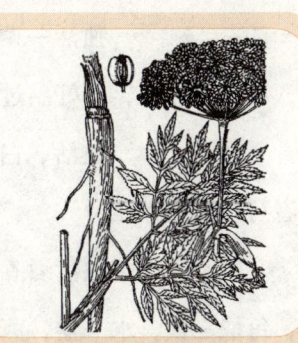

● 本草集解

释义 别名羌活、羌青、独摇草。一茎直上，不为风摇，故曰独活。独活，是羌活母也。羌活乃一类二种，以中国者为独活，西羌者为羌活。

气味 苦，甘，平，无毒。

主治 主外感表征，金疮止痛，奔豚气、惊痫，女子疝瘕。久服轻身耐老。《神农本草经》

疗各种贼风，全身关节风痛，新久者都可。《名医别录》

独活：治各种中风湿冷，奔喘逆气，皮肤苦痒，手足挛痛劳损，风毒齿痛。羌活：治贼风失音不语，手足不遂，口面歪斜，全身皮肤瘙痒。（甄权）

治一切风证，筋骨拘挛，骨节酸疼，头旋目赤疼痛，五劳七伤，利五脏及伏水气。《日华诸家本草》

附方

①**妊娠浮肿**：羌活、胡萝卜子同炒香，只取羌活为末。每服二钱，温酒调下，一日一服，二日二服，三日三服。此乃嘉兴主簿张昌明所传。

②**中风失语**：独活一两，加酒二升，煎至一升；另用大豆五合，炒至爆裂，以药酒热投，盖好。过一段时间，温服三合，不愈可再服。

③**产后虚风**：独活、白鲜皮各三两，水三升，煮至一升，分三次服，耐酒者可与酒同煮服。

④**风水牙痛**：独活酒煮，热后漱口。《药准》：用独活、地黄各三两，研末，每取三钱，水一盏，煎后和渣温服，睡前再服一次。

● 现代研究

【性味归经】性温，味辛、苦，入肝、肾、膀胱经。

【用法用量】内服：煎服，5~10克；浸酒或入丸、散。外用：适量，煎汤洗。

【药用成分】本品含香豆精类化合物二氢山芹醇、欧芹酚甲醚、香柑内酯、花杯毒素、毛当归醇、当归醇以及挥发油等。

【药理作用】独活粗制剂有降压作用，水提物能抗心律失常；醇提物对ADP体外诱导的大鼠血小板有抑制作用；煎剂或流浸膏有镇静和催眠作用；所含欧芹酚甲醚有抗炎作用；香柑内酯和花椒毒素对兔回肠具有明显的解痉作用；煎剂对大肠杆菌、痢疾杆菌、变形杆菌、伤寒杆菌、绿脓杆菌、霍乱弧菌、人型结核杆菌等均有抑制作用；花椒毒素、香柑内脂等对艾氏腹水癌细胞有杀灭作用。

【注意事项】本品辛温苦燥，易伤气耗血，故素体阴虚血燥或气血亏虚，以及无风寒湿邪者慎用，内风证忌用。

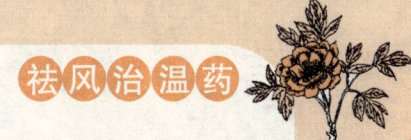

祛风治湿药

药膳精选

独活寄生汤

〔配　方〕独活、杜仲、牛膝、秦艽、防风、茯苓、白芍各9克，桑寄生18克，党参、当归各12克，川芎、甘草各6克，肉桂、细辛各3克，熟地黄15克。

〔制用法〕水煎，每日1剂，分2次温服，7日为1个疗程。若疼痛较剧者加白花蛇1条，蜈蚣2条，炮山甲（代）、红花各6克；寒邪偏盛者加制川乌、附子、干姜各6克；湿邪偏盛者加防己、苍术各10克；兼有热象者去肉桂，加忍冬藤、桑枝各10克，生地黄15克。

〔功　效〕适用于膝关节骨质增生。

独活粥

〔配　方〕独活10克，大米100克，白糖少许。

〔制用法〕将独活水煎，去渣取汁，用药汁煮大米粥，待熟时调入白糖，再煮一二沸即可食用。

〔功　效〕祛风胜湿、散寒止痛，特别适用于外感风寒、周身疼痛等。

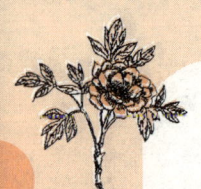

本草纲目

秦艽

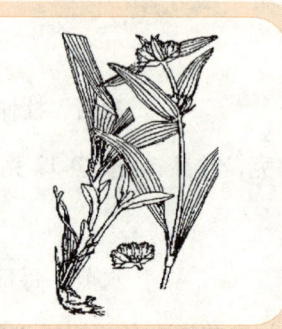

本草集解

释义 又名秦糺、秦爪。苏敬说，秦艽俗作秦胶，本名秦糺。李时珍说，秦艽产自秦中，以根呈罗纹交纠的质优，故名秦艽、秦糺。《名医别录》载：秦艽生长在飞鸟山谷，二月、八月采根晒干。陶弘景说：秦艽现在出自甘松、龙洞、蚕陵一带，以根呈罗纹相交且长大、色黄白的为好。其中间多含土，使用时须破开，将泥去掉。

气味 苦，平，无毒。

主治 寒热邪气，寒湿风痹，肢节痛，下水利小便。《本经》

疗风无问久新，通身挛急。《别录》

传尸骨蒸，治疳及时气。《大明》

牛乳点服，利大小便，疗酒黄、黄疸，解酒毒，去头风。（甄权）

附方

①**五种黄疸**：崔元亮《海上方》云：凡黄有数种：伤酒发黄，误食鼠粪亦作黄，因劳发黄，多痰涕，目有赤脉，益憔悴，或面赤恶心者是也。用秦

艽一大两,锉作两帖。每帖用酒半升,漫绞取汁,空腹服,或利便止。就中饮酒人易治,屡用得力。

②胎动不安:秦艽、甘草炙、鹿角胶炒各半两,为末。每服三钱,水一大盏,糯米五十粒,煎服。

③痛疽初起:《海上集验方》:秦艽、牛奶煎服,服药后泻痢三五次即愈。

现代研究

【性味归经】性微寒,味苦、辛。入胃、肝、胆经。

【用法用量】内服:水煎,5～10克;浸酒或入丸、散。外用:适量,研末撒。

【药用成分】含生物碱秦艽碱甲,秦艽碱乙及秦艽碱丙。此外,还含龙胆苦甙、糖及挥发油。

【药理作用】本品具有抗炎、解热、镇静、镇痛、抗过敏、抗菌、抗真菌、护肝、升血糖、利尿、降压和减慢心率等作用。

【注意事项】久病而身体虚弱者忌服。病人如有大便溏稀则不宜选用秦艽,否则会加重腹泻,出现不良反应。

药膳精选

秦艽桂苓酒

〔配　方〕秦艽、牛膝、川芎、防风、肉桂、独活、茯苓各30克,杜仲、五加皮、丹参各60克,制附子、石斛、麦冬、地骨皮各35克,炮姜、薏苡仁各30克,火麻仁15克,白酒2000毫升。

〔制用法〕①将前17味捣碎,置容器中,加入白酒,密封。

②浸泡7~10日后，过滤去渣即成。

〔功 效〕祛风除湿，舒筋活络。适用于风湿痹痛、腰膝虚冷等证。

骨金丹1号

〔配 方〕秦艽20克，马钱子（沙炒）、田七各3克，赤芍、郁金、独活各10克，延胡索、木香、没药、桂枝、红花、血竭、牛膝各5克。

〔制用法〕将上药烘干研末炼蜜为丸，每丸10克，每次1丸，早、晚空腹内服，3个月为1个疗程。

〔功 效〕适用于腰椎骨质增生。

秦艽煲老鸭

〔配 方〕秦艽30克，老桑枝50克，老鸭100克。

〔制用法〕将鸭子洗净、切片，备用；锅中加入适量水，放入药材、鸭肉块，共煲至肉烂，适当调味即可吃鸭肉饮汤。

〔功 效〕祛风湿、止痛、解热。

祛风治湿药

牛膝

本草集解　现代研究　药膳精选

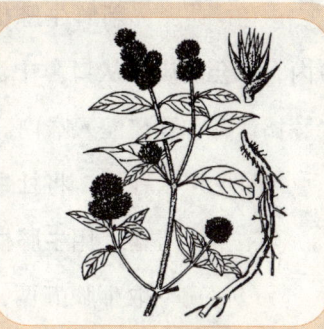

本草纲目方药精选

● 本草集解

释义 时珍说：到处有土牛膝，作用差，不能服用。只北方及四川家种的质量好，秋天收种子，春天种植。它的苗呈方茎，节粗大，叶对生，很像苋叶但较苋菜长且尖。秋天开花，长穗结子，形状像小老鼠背虫，有细毛，皆紧贴茎倒生。九月挖取根，在水中浸二夜，搓去皮，捆紧晒干。虽然色白而直的贵，但搓去皮仅白汁入药，不如留皮的使用好。嫩苗也可以做菜吃。

气味 苦、酸，平，无毒。

主治 主寒湿痿痹，四肢拘挛，膝痛不可屈伸，逐血气，伤热火烂，堕胎。《神农本草经》

治久疟寒热，五淋尿血、茎中痛，下痢，喉痹，口疮，齿痛，痈肿恶疮，伤折。《本草纲目》

牛膝性走而下行，血虚而热，则发白。虚羸劳顿，则伤绝。肝藏血，肾藏精，峻补肝肾，则血足而精满，诸证自瘳矣。《本草经疏》

疗伤中气，男肾阴消，妇人月水不通，血结，益精，利阴气，止发白。《名医别录》

附方

①**扁桃体炎**：新鲜牛膝根一把，艾叶七片，和人乳一起捣后取汁，灌入鼻内，一会儿痰涎从口鼻中流出，病即愈。没有艾叶也可以。另一方法是将牛膝捣汁，和陈醋灌入喉内。

②**折伤及闪挫伤**：将杜牛膝捣碎，敷盖在患处。也可治无名恶疮。

③**治小便带血**：用牛膝根煎浓汁，每天饮五次就能好。

④**糖尿病**：取牛膝五两，研为细末，放入五升的生地黄汁中浸泡，每天白天取出晒干，夜间浸泡直到将地黄汁全用完为止。加少许蜂蜜做成梧子大丸。每服三十丸，空腹温酒送下。

⑤**咽喉肿痛**：用新鲜牛膝根一把，艾叶七片，捣后加人乳和匀，取汁灌入鼻内，不一会儿痰涎从口鼻出，即愈。另一方用牛膝捣汁，和陈醋灌。

⑥**牙齿疼痛**：牛膝研末含漱，亦可烧灰置牙齿间。

现代研究

【**性味归经**】性平，味苦、酸。入肝、肾经。

【**用法用量**】煎服，4.5～9克。引起下行、利尿通淋多生用；酒炙后，增强活血祛瘀、通经止痛作用；盐炙后，增强补肝肾、强筋骨之效。

【**药用成分**】根含三萜皂苷，水解后生成齐墩果叶酸，并含多量钾盐，种子中也含三萜皂苷，与根所含的相同，还含有蜕友甾酮和考甾酮等。

【**药理作用**】扩张血管，降低血液黏稠度，改善血液循环。

抗炎，促进炎性肿胀消退。

兴奋子宫，抗生育。

对心脏有抑制作用。

降压，利尿，促蛋白质合成等。

现代临床可用于扩张宫颈，治疗功能性子宫出血、偏头痛等。

【注意事项】 阴虚火旺、泻脾虚导致腿膝酸痛者不宜服。孕妇及月经过多者忌用。忌与鳖甲、白药、羊肉同食。

● 药膳精选

补膝汤

〔配　方〕牛膝、补骨脂、肉苁蓉、杜仲、当归、鸡血藤、威灵仙、秦艽各适量。

〔制用法〕水煎，每日1剂，分2次温服。

〔功　效〕适用于膝关节炎、骨关节炎。

牛膝羊肉汤

〔配　方〕川牛膝、当归、枸杞子各10克，羊肉100克，生姜、精盐各适量。

〔制用法〕将羊肉洗净，切成小块；砂锅放入适量水，放入川牛膝、当归、枸杞子、生姜、羊肉炖煮；先用大火烧开，改用小火慢炖至羊肉熟烂，以精盐调味即可。

〔功　效〕活血通经、温肾壮阳，适用于月经不调或阳痿早泄的患者食用。

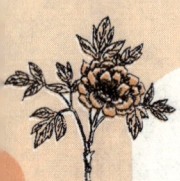

威灵仙

药膳精选　现代研究　本草集解

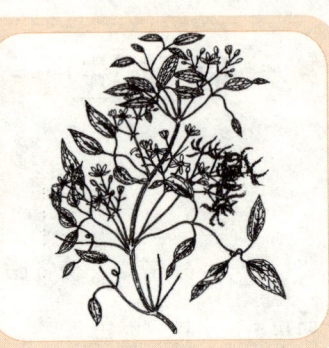

本草集解

释义 威,言其性猛也。灵仙,言其功神也。其根每年旁引,年深转茂。一根丛须数百条,长者二尺许。初时黄黑色,干则深黑,俗称铁脚威灵仙。

气味 辛、咸,温,有小毒。

主治 诸风,宣通五脏,去腹内冷滞,心膈痰水,久积癥瘕,痃癖气块,膀胱宿脓恶水,腰膝冷疼,疗折伤。久服无有温疾疟。《开宝》

附方

①胆结石:威灵仙一两,海金沙、郁金、金钱草各六钱,柴胡、延胡索各三钱,黄芩、枳壳、厚朴各二钱。水煎服,每日1剂。

②腰脚诸痛:用威灵仙末,空心温酒服一钱,逐日以微利为度。

③诸骨鲠咽:威灵仙一两二钱,砂仁一两,砂糖一盏,水二盅,煎取一盅,温服。《乾坤生意》:威灵仙用米醋浸二天,晒研末,醋糊丸如梧桐子大,每次服二三丸,半茶半汤送服,如欲呕吐,以铜青末半匙,加入油一二点,

茶服，探吐。

④脚气入腹，胀闷喘急：用威灵仙末，每服二钱，酒下。痛减一分，则药亦减一分。

⑤呃逆：威灵仙六钱，黑芝麻四钱，蜂蜜六钱，加水750毫升，水煎30分钟，每日1剂，温服。

现代研究

【性味归经】性温，味辛、咸。入膀胱经。

【用法用量】内服：煎汤，6～9克，消骨鲠可用至30克；或入丸、散剂。

【药用成分】本品含白头翁醇、固醇、糖类、皂苷等。

【药理作用】狭叶铁线莲（即山蓼）50%浸剂（1毫升/千克）可使麻醉犬的血压下降，肾容量缩小；对离体蟾蜍心脏有先抑制后兴奋的作用。

狭叶铁线莲煎剂对小鼠离体肠管有明显的兴奋作用，对大鼠及家兔的离体肠管亦有相似作用。

狭叶铁线莲制剂对小鼠、大鼠、豚鼠有显著的抗利尿作用。

威灵仙浸剂对正常大鼠有显著增强葡萄糖同化的作用，故可能有降血糖作用。

【注意事项】本品性走窜，久服易伤正气，故体弱者慎用。

药膳精选

威灵抗骨散

〔配　方〕威灵仙45克（酒制），蕲蛇（酒制）、血竭、透骨草、川牛膝各20克，防风、全当归、土鳖虫（醋炙）、延胡索各20克，制马钱子、生甘草各 10 克。

〔制用法〕腰痛甚者加续断、杜仲、补骨脂；气虚者加黄芪、党参；阴虚者加生地黄、牡丹皮、赤芍；病程长且顽固者加全蝎、蜈蚣、穿山甲（代）、田七；伴颈椎增生患者加天麻、葛根、川芎。研粉过筛，每次 4 克，每日 2 次，米酒或温开水冲服。

〔功效〕治疗颈椎增生症。

威灵仙酒

〔配方〕威灵仙 500 克，白酒 3 斤。

〔制用法〕将威灵仙洗净，切碎，用纱布袋装，放入酒中，加盖密封，用火隔水煎煮 1 小时，取下后，放置于阴凉处，7 天后即可服用。每日 3 次，每次温服 20 毫升。

〔功效〕祛风利湿，活血通络。适用于风湿痹痛，关节肿大、酸痛，屈伸不利等。

威灵仙龙眼羹

〔配方〕威仙灵（干片）30 克，龙眼肉 30 克，薏苡仁 50 克。

〔制用法〕先将威灵仙干片浓煎两次，每次 40 分钟，分别去渣取汁，备用。龙眼肉、薏苡仁洗净，大火煮沸后改小火煨煮 30 分钟，倒入威灵仙煎汁，再以小火煮至薏苡仁熟烂如酥，汤汁稠黏成羹。饮羹糊，嚼食薏苡仁、龙眼肉。

〔功效〕抗癌、通络、止痛，能有效预防食管癌及其他消化道癌瘤等多种癌症。

茯苓

祛风治湿药

本草集解 | 现代研究 | 药膳精选

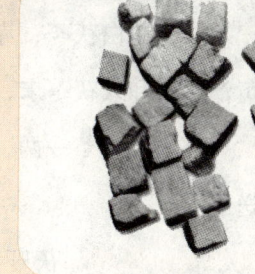

● 本草集解

释义 生长在泰山山谷及松树下，二月、八月采摘，阴干备用。皮黑而且有细皱纹，肉坚而且白，形状如鸟兽龟鳖的为好。内虚泛红色的不好。茯苓性防腐及虫蛀，埋地下三十年，颜色及纹理也不会改变。

气味 甘，平，无毒。

主治 主胸胁逆气，忧恚惊邪恐悸，心下结痛，寒热烦满，咳逆，口焦舌干，利小便，久服安魂养神，不饥延年。《神农本草经》

主大腹淋沥，膈中痰水，水肿淋结。开胸腹，调脏气，伐肾邪，长阴，益气力，保神守中。《名医别录》

补五劳七伤，安胎，暖腰膝，开心益智，止健忘。《日华子本草》

附方

①**延年益寿**：用华山梃子茯苓，削如枣般大的方块，放在新瓮内，用好酒浸泡。用纸密封一层，百天后才打开。它的颜色应当如饴糖，可每天吃一块，到一百天肌体润泽。长久服用，延年耐老，面若童颜。

②**养心安神**：治心神不定，恍惚健忘不乐，火不下降，水不上升，时复振跳。常服，消阴养火，全心气；茯神二两（去皮），沉香半两，为末，炼蜜丸小豆大。每服三十丸，食后人参汤下。

③**小便不禁**：用白茯苓、赤茯苓等份为末，用新汲水揉洗去筋，控干水，以酒煮地黄汁捣膏和入茯苓末，制丸如弹子大小。每嚼一丸，空腹盐酒服下。

④**泄痢不止**：白茯苓一两，木香（煨）半两，共研为末，每服二钱，紫苏木瓜汤送下。

⑤**胸胁气逆，胀满**：茯苓一两，人参半两，每服三钱，水煎服，一日三次。

● 现代研究

【性味归经】性平，味甘。入心肺、脾、肾经。

【用法用量】内服：煎汤，9～15克；或入丸、散。

【药用成分】菌核含β-茯苓聚糖、三萜类化合物乙酰茯苓酸、茯苓酸、麦角甾醇、蛋白质、脂肪、卵磷脂、胆碱及钾盐。

【药理作用】显著利尿作用，能促进尿中钾、钠、氯等电解质的排出。

对肝脏损伤有保护作用，能显著降低谷丙转氨酶的活性，防止肝细胞坏死。

对金黄色葡萄球菌、大肠杆菌、变形杆菌等有抑制作用。

镇静、降低血糖、增强免疫功能等。

茯苓及其制剂现代还用于治疗小儿肾病综合征、水肿、慢性精神分裂症、婴幼儿腹泻及肿瘤等。

【注意事项】阴虚而无湿热、虚寒滑精、气虚下陷者慎服。忌米醋。

药膳精选

加味芦荟散

〔配　方〕茯苓、猪苓、泽泻、橘核、小茴香、川楝子各10克,桂枝6克,肉桂3克。

〔制用法〕每日1剂,水煎分3次服,15日为1个疗程,连服2~3个疗程。

〔功　效〕治疗睾丸鞘膜积液。

苓桂术甘半夏汤

〔配　方〕茯苓18克,白术12克,桂枝、半夏、生姜各9克,砂仁(后下)、甘草各6克。

〔制用法〕加减:气阴两虚者加黄精、石斛各15克;阳虚明显者加肉桂5克;阴虚火旺者加黄柏6克,地骨皮9克;兼肝郁者合四逆散加香附9克。每日1剂,水煎2次,多次少量频服。

〔功　效〕治疗神经性呕吐。

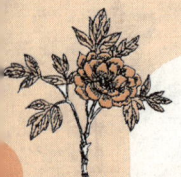

本草纲目

茵陈

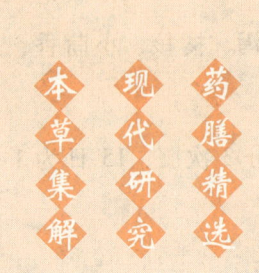
本草集解 现代研究 药膳精选

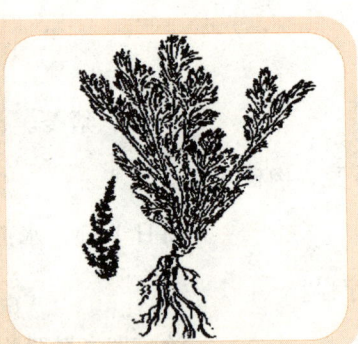

本草集解

释义 藏器曰：此虽蒿类，经冬不死，更因旧苗而生，故名因陈，后加蒿字耳。时珍曰：按张揖《广雅》及《吴普本草》并作因尘，不知何义？茵陈昔人多苛为蔬，故入药用山茵陈，所以别家茵陈也。

气味 苦，微寒，无毒。

主治 能祛风湿寒热邪气，主治热结黄疸。《神农本草经》

能治遍身发黄、小便不利，除头热，去伏瘕。藏器说：通关节，去滞热、伤寒证。《名医别录》

附方

①遍身黄疸：茵陈蒿一把，同生姜一块，捣烂，于胸前四肢，日日擦之。

②瘑疡风病：茵陈蒿两握，水一斗五升，煮取七升。先以皂荚汤洗，次以此汤洗之，冷更作。隔日一洗，不然恐痛也。

③男子酒疸：用茵陈蒿四根，栀子七个，大田螺一个，连壳捣烂，以煮沸的白酒一大盏，冲汁饮用。

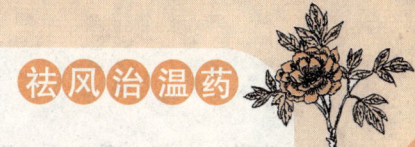

现代研究

【性味归经】性微寒,味苦。入脾、胃、肝、胆经。

【用法用量】内服:煎汤,10～30克,单用可加倍;或入丸、散。外用:适量,煎水洗。

【药用成分】茵陈中含6,7-二甲氧基豆素、咖啡酸、绿原酸、对羟基苯乙酮、挥发油、β-蒎烯、茵陈二炔酮、茵陈二烯酮等。

【药理作用】茵陈制剂及所含多种成分有促进胆汁分泌和排胆的作用;对四氯化碳所致大鼠肝损伤有保护作用;有降血压、降血脂、抗凝及促进纤维蛋白溶解的作用;有抗肿瘤作用,其机制为直接杀伤肿瘤细胞的增殖所致;有利尿、解热、镇痛、消炎等作用;挥发油对致病性皮肤真菌有较强抑制作用。

【注意事项】蓄血发黄及血虚萎黄者慎用。

药膳精选

茵陈胃苓汤

〔配　方〕茵陈20～30克,茯苓、猪苓各15克,泽泻、白术、桂枝、苍术、厚朴、陈皮、干姜各10克,附片7克。

〔制用法〕每日1剂,水煎内服,7日为1个疗程。

〔功　效〕治疗抗痨药物所致黄疸。

行气利胆汤

〔配　方〕茵陈20克,金钱草30克,海金沙、柴胡各12克,延胡索、川楝子各10克,姜黄、白毛夏枯草各8克,木香6克。

〔制用法〕加减:伴结石者加虎杖、鸡内金;右胁胀痛明显者加郁金、制香附、白芍；恶心呕吐明显者加姜半夏、陈皮；黄疸、发热者加山栀。水煎，每日1剂，煎2次分服。4周为1个疗程。

〔功　效〕治疗慢性胆囊炎。

茵陈粥

〔配　方〕茵陈15克，粳米150克。

〔制用法〕将茵陈洗净，切2厘米长的段，与粳米同放入炖杯内，煎煮25分钟，再用文火煮35分钟即成。

〔功　效〕清热利湿，降低血脂。适用于黄疸型肝炎、血脂异常等证。

茵陈淡竹叶粥

〔配　方〕粳米100克，茵陈15克，淡竹叶10克，冰糖30克。

〔制用法〕将茵陈、淡竹叶洗净，备用；锅中加适量水，放入茵陈、淡竹叶，水煎半小时，去渣取汁；用药汁熬粳米食，粥熟加入冰糖调味即可。

〔功　效〕健脾养胃，润肺止渴、清热除烦，适用于口舌生疮、烦渴者服用。

半边莲

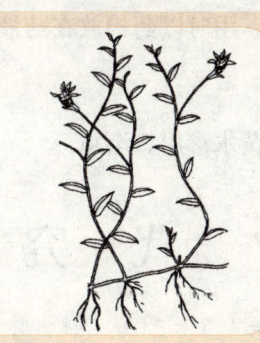

本草集解

释义 李时珍说：半边莲是一种小草，生阴湿土埂、沟边，细梗贴近地面蔓生，节节生细叶，秋开小花，淡红紫色，只有半边，如莲花形状，因此叫半边莲，又称急解索。

气味 辛，平，无毒。

主治 敷疮，消肿毒。《本草药性备要》

治鱼口便毒，跌打伤瘀痛，恶疮，火疮，捣敷之。《岭南采药录》

附方

①**毒蛇咬伤**：鲜半边莲一二两，捣烂绞汁，加甜酒一两调服，服后盖被入睡，以便出微汗，毒重的一天服两次。并用捣烂的鲜半边莲敷于伤口周围。

②**黄疸，水肿，小便不利**：半边莲一两，白茅根一两。水煎，分二次用白糖调服。

③**急性中耳炎**：半边莲擂烂绞汁，和酒少许滴耳。

④跌打扭伤肿痛：半边莲一斤，清水三斤，煎剩一斤半过滤，将渣加水三斤再煎成一半，然后将两次滤液混合在一起，用慢火浓缩成一斤，装瓶备用。用时以药棉放在药液中浸透，取出贴于患处。

⑤疔疮，一切阳性肿毒：鲜半边莲适量，加食盐数粒同捣烂，敷患处，有黄水渗出，渐愈。

现代研究

【性味归经】性，味甘。入心、小肠、肺经。

【用法用量】内服：10～20克，鲜草可用30～60克，煎汤。外用：适量，鲜品捣敷。

【药用成分】主要含半边莲碱。其次还含去氢半边莲碱、氟化半边莲碱等多种生物碱，以及黄酮类、菊糖、琥珀酸、延胡索酸、对羟基苯甲酸和酚类等。

【药理作用】麻醉大静脉注射浸剂0.1克/千克，呈显著持久的利尿作用，但不引起降压。剂量增10～20倍才有降压作用，2毫克/千克相当于10毫克/千克撒利汞的利尿强度，长期应用后，利尿效果逐渐减弱。

在提取半边莲素后的残余液静脉注射，只引起血压下降，而无利尿作用，因此降压与利尿有效成分并非同一物质，小量有使呼吸兴奋，及血压稍上升的作用，加大量则产生持久性的呼吸兴奋及血压下降。

【注意事项】本品甘寒，水肿兼虚者慎用。

药膳精选

益气化瘀排毒方

〔配　方〕半边莲、丹参各20克，黄芪、牵牛子各15～30克，茯苓15

克，白术 10～20 克，土鳖虫 8 克，赤小豆 20～30 克，大腹皮、牛膝、鸡内金各 15 克。

〔制用法〕随证加减。20 日为 1 个疗程。

〔功　效〕治疗肝硬化腹水。

半边莲饮

〔配　方〕半边莲 25 克，白糖 20 克。

〔制用法〕把半边莲洗净，切成 5 厘米的段。把半边莲放入炖杯内，加水 250 毫升。置武火烧沸，再用文火煮 25 分钟，白糖调味即成。每日 2 次，每次 100 毫升。

〔功　效〕凉血解毒，利尿消肿。用于病毒性肝炎小便赤黄患者。

半边莲鲫鱼汤

〔配　方〕鲫鱼 250 克，半边莲 60 克，姜 5 克，精盐 3 克，味精 1 克。

〔制用法〕用少许生油起锅，下姜爆至鲫鱼微黄；把鲫鱼与半边莲一齐放入锅内，加清水适量，武火煮沸后，文火煮 1 小时，以精盐、味精调味即可。

〔功　效〕利水消肿。适合肝硬化腹水者食用。

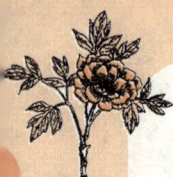

白茅根

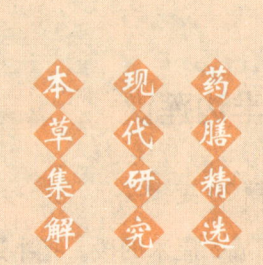
本草集解　现代研究　药膳精选

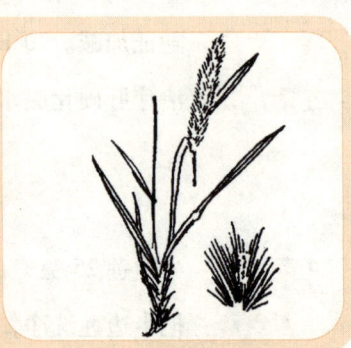

● 本草集解

释义 别名茹根、兰根、地筋。时珍曰：茅叶如矛，故谓之茅。其根牵连，故谓之茹。白茅短小，三四月开白花成穗，结细实。其根甚长，白软如筋而有节，味甘，俗呼丝茅。

气味 甘，寒，无毒。

主治 主劳伤虚羸，补中益气，除瘀血，血痹寒热，利小便。《神农本草经》

下五淋，除客热在肠胃，止渴，坚筋，妇人崩中。《名医别录》

白茅根，寒凉而味甚者，能清血分之热，而不伤于燥，又不黏腻，故凉血而上虑其积瘀，以主吐衄呕血。泄降火逆，其效甚捷。《本草正义》

附方

①**反胃呕吐**：茅根、芦根各二两，水四升，煎至二升，一次服下效果好。

②**吐血不止**：白茅根一握，煎服。《妇人良方》：用本品洗净捣汁，每日饮服一合。

③**肺热气喘**：生茅根一握。咬咀，水二盏，煎一盏，食后温服。甚者三服止，名如神汤。

④**虚后水肿**：因饮水多，小便不利。用白茅根一大把，小豆三升，水三升，煮干，去茅食豆，水随小便下也。

⑤**小便热淋**：白茅根四升，水一斗五升，煮取五升，适冷暖饮之，日三服。

● 现代研究

【性味归经】性寒，味甘。入肺、胃、膀胱经。

【用法用量】内服：煎汤，9～15克，鲜品30～60克；或捣汁饮。多生用，止血炒炭用。

【药用成分】含多量蔗糖、葡萄糖、少量果糖、木糖及柠檬酸、草酸、苹果酸等，又含21%淀粉，另有报道从本品分离出白头翁素、根茎含甘露醇、薏苡素及芦竹素等。

【药理作用】利尿、促凝血作用；对心肌 Rb^{86} 摄取量的影响：白茅根水醇综合提取物，2∶1浓度，0.2毫升/10克腹腔注射，实验组小鼠心肌 Rb^{86} 的摄取量比生理盐水对照组增加47.4%。

【注意事项】脾胃虚寒者慎服。

● 药膳精选

凉血五根汤

〔配　方〕白茅根10～30克，紫草根、茜草根、板蓝根、生地黄、白花蛇舌草、半枝莲各10～20克，水牛角粉（冲）1～3克，玄参、山豆根、麦冬各5～15克。

〔制用法〕水煎服，每日1剂，30日为1个疗程。

〔功　效〕治疗小儿银屑病。

前列腺肥大方

〔配　方〕小青草（即白茅根）干品15～30克，鲜品100～300克，米泔水适量。

〔制用法〕白茅根干品，以米泔水（淘米水）煎取10～20分钟后服用。每天1剂，分2次服。

〔功　效〕清热利尿。适用于前列腺肥大。

白茅根甘蔗甜饮

〔配　方〕白茅根1两，甘蔗250克。

〔制用法〕将甘蔗洗净切片，白茅根洗净放入锅中；锅中加水以盖过药材为宜，浸泡10分钟后大火煮沸，改小火煮20分钟，去渣取汁。

〔功　效〕清热生津、消暑止渴。脾胃虚寒、拉肚子忌饮。

养心安神药

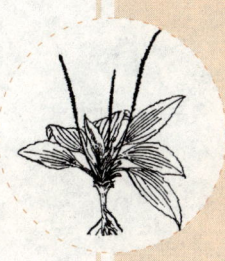
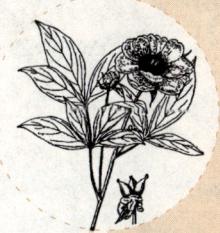
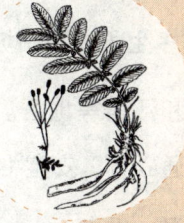
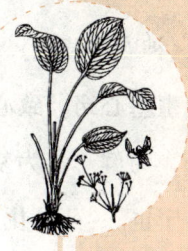

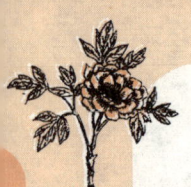

远志

本草集解　现代研究　药膳精选

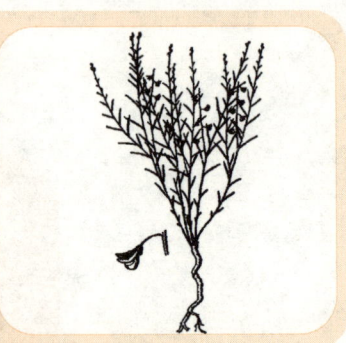

本草集解

释义 远志多生于向阳山坡或路旁。主要分布于东北、华北、西北及山东、江苏、安徽和江西等地区。本品既能开心气而宁心安神，又能通肾气而强志不忘，为交通心肾、安定神志、益智强识之佳品。列为《本经》上品。

气味 苦，温，无毒。

主治 主咳逆伤中，补不足，除邪气，利九窍，益智慧，耳目聪明，不忘，强志倍力。《神农本草经》

凡痰涎伏心，壅塞心窍，致心气实热，为昏聩神呆，语言蹇涩，为睡卧不宁，为恍惚惊怖，为健忘，为梦魇，为小儿客忤，暂以此豁痰利窍，使心气开通，则神魄自宁也。《药品化义》

附方

①吹乳肿痛：远志焙干研细，用酒冲服二钱，药渣外敷患处。

②一切痈疽：用远志不以多少，米泔浸洗，捶去心，为末。每服三钱，温酒一盏调，澄少顷，饮其清，以滓敷患处。

③小便浊：远志半斤（甘草水煮，去心），茯神（去木）、益智各二两，研为细末，用酒、米糊制成梧子大小的丸。每服五十丸，临卧枣汤送服。

现代研究

【性味归经】性温，味苦、辛。入心、肾、肺经。

【用法用量】内服：3～10克，煎汤，或入丸散。外用：适量，泡酒涂，或研末敷。生远志善开散，祛痰开窍宜投；制远志性平和，胃气虚弱者宜选；蜜远志性兼滋润，安神宁心宜用。

【药用成分】远志含两种皂甙即远志皂甙元A、B以及远志素、远志醇、远志酸等。

【药理作用】实验证明，远志有明显的祛痰作用，远志祛痰作用的活性成分是其所含的皂苷。皂苷可刺激胃黏膜反射性，促进支气管黏膜分泌增加，可达祛痰作用。此外，远志尚有收缩子宫、溶血、抗菌等作用。

远志的乙醇浸剂对结核杆菌、金黄色葡萄球菌、志贺痢疾杆菌、福氏痢疾杆菌、伤寒杆菌等都有抗菌作用。

【注意事项】远志味辛，有实火或痰热者慎用。远志皂苷刺激胃黏膜，故有溃疡或胃炎者慎用。远志中含皂苷，易与铁离子沉淀，故不可与富含铁的猪血、菠菜同食。远志皂苷，在酸性环境下，在酶的作用下极易水解失效，故不可与富含有机酸的水果同食。

药膳精选

小草丸膏

〔配　方〕远志、肉桂、干姜、细辛、蜀椒（炒）各90克，附子0.6克（炮）。

〔制用法〕上药一起捣细，加蜜和成丸，如梧桐子大。每服3丸，米汤送下。1日服3次。如不见效，可稍增加药量。忌食猪肉、冷水、生葱、生菜。

〔功　效〕治气逆膈中，饮食不下。

远志枣仁粥

〔配　方〕远志肉、炒枣各10克，粳米50克。

〔制用法〕先将粳米投洗干净，放入锅内用清水煮粥；开锅后放入远志、枣仁，煮熟即可。此粥可在晚间作为夜宵食用。

〔功　效〕宁心安神，对于心血不足、痰拢于神而引起的惊悸健忘、不寐多梦等证具有良好的缓解效果。

远志酒

〔配　方〕远志10克，白酒500克。

〔制用法〕先将远志研成末状，浸入白酒；浸泡3日即可饮用，每日服用1小盅。

〔功　效〕安神益智、消肿止痛，适用于惊悸失眠、迷惑善忘。

养心安神药

柏子仁

本草集解　现代研究　药膳精选

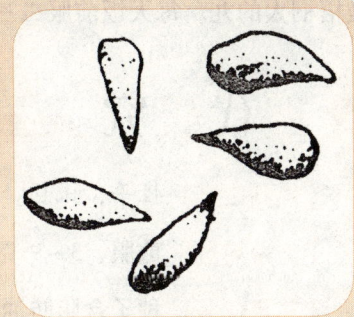

● 本草集解

释义 养心安神，润肠通便。主治虚烦不眠、心悸怔忡、肠燥便秘等证。心神失养，惊悸恍惚，心慌，失眠，遗精，盗汗者宜食；老年人慢性便秘者也可食用。

气味 甘，平，无毒。

主治 惊悸益气，除风湿痹，安五脏。久服，令人润泽美色，耳目聪明，不饥不老，轻身延年。《本经》

疗恍惚，虚损吸吸，历节腰中重痛，益血止汗。《别录》

养心气，润肾燥，安魂定魄，益智宁神。烧沥，泽头发，治疥癣。（时珍）

附方

①肠风下血：柏子十四个捶碎，囊贮浸好酒三盏，煎八分服，立止。

②老年体虚：柏子仁、松子仁、大麻仁各等份，共研碎末，加蜜蜡制成梧子大小的丸剂。用少黄丹汤，饭前调服二三十丸，每日二次。

③脱发：当归、柏子仁各一斤。共研细末，炼蜜为丸。每日三次，每次

饭后服用10克即可。

④老人便秘：取柏子仁、松子仁、火麻仁各等份共研为末，再加入蜜蜡做梧桐大的丸。每天饭前服二三十丸。一天服两次。

现代研究

【性味归经】性平，味甘。入心、肾、大肠经。

【用法用量】煎服，3~9克。外用适量。便溏者制霜用。

【药用成分】种子含脂肪油14%，并含少量挥发油、皂苷。

【药理作用】柏子仁注射液可使猫的慢波睡眠深睡期明显延长；柏子仁对前脑基底核破坏的小鼠被动回避学习、对损伤造成的记忆再现障碍和记忆消去促进，均有明显的改善作用。

【注意事项】柏子仁多油，痰多、肺气上浮咳嗽、大便滑泄、胃虚欲吐者忌用。柏子仁与菊花、羊蹄、赭石及面曲，不可同用，会降低药效。

药膳精选

柏子仁合欢茶

〔配　方〕柏子仁15克，合欢花6克。

〔制用法〕将柏子仁、合欢花放入茶杯中，沸水冲泡，加盖闷10分钟，每日当茶饮。

〔功　效〕适用于肝郁化火型失眠者。

柏子仁养心丸

〔配　方〕柏子仁、大枣、山药各10克，猪心1个，料酒10克，姜5克，葱10克，精盐3克，鸡汤500毫升。

〔制用法〕①柏子仁洗净；大枣去核；山药切片；猪心洗净，用沸水焯一下，捞起切片；姜拍松，葱切花。

②把猪心片装入碗内，加入料酒、姜、葱、精盐，腌渍30分钟。

③把鸡汤放入锅内，置武火上烧沸，放入柏子仁、大枣、山药片，用文火煎煮25分钟，再放入猪心片，煮10分钟即成。

〔功　效〕滋补气血，养心安神。适合心气不足型冠心病患者饮用。

润肠安神粥

〔配　方〕酸枣仁6克，柏子仁15克，熟地黄30克，里脊肉60克，香菇5克，蓬莱米半杯，酱油、太白粉、香麻油各适量。

〔制用法〕先将熟地黄切细，用温水浸泡，软后放入榨汁机打匀待用；将柏子仁、酸枣仁洗净，研成粉；香菇泡发洗净切丝；里脊肉切丝，加少量酱油、太白粉、香麻油拌匀待用；将米淘洗干净，下锅煮粥，加入地黄汁，粥成后加入香菇、里脊丝搅拌均匀，肉熟菇烂再加入柏子仁、酸枣仁粉末，搅拌均匀后即成。

〔功　效〕平心养气、润肠通便，适合易心悸、便秘的人食用。

酸枣仁

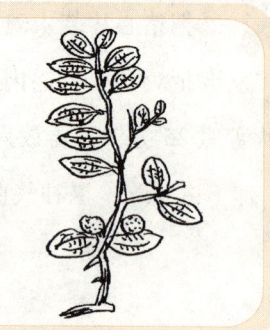

本草集解

释义 酸枣仁是酸枣的干燥成熟种子，秋末冬初采收成熟果实，除去果肉及核壳，收集种子，晒干即可。列为《本经》上品。多长于阳坡或干燥瘠土处，常形成灌木丛。主产地在河北、陕西、辽宁、河南等地。

气味 酸，平，无毒。

主治 主心腹寒热，邪结气聚，四肢酸痛，湿痹。久服安五脏，轻身延年。《神农本草经》

烦心不得眠，久泄，虚汗烦渴，补中，益肝气，坚筋骨，助阴气，令人肥健。《名医别录》

其仁甘而润，故熟用疗胆虚不得眠，烦渴虚汗之证。《本草纲目》

附方

①**胃蒸不眠**：取酸枣仁一两，加入二碗水后研绞取汁，再下粳米二合煮粥。粥熟后，再下地黄汁一合，煮匀吃下。

②**振悸不眠**：用酸枣仁二升，茯苓、白术、人参、甘草各二两，生姜六

两，水八升，煮三升，分服。

③睡中盗汗：酸枣仁、人参、茯苓各等份，将上药共研为细末，用米汤调成糊，服用。

现代研究

【性味归经】性平，味甘。入心、肝、胆经。

【用法用量】6～18克，捣碎入煎，或入丸、散。研末，每次1～1.5克，睡前吞服，阴虚失眠有热象者宜生用。

【药用成分】含多量脂肪油和蛋白质，并有2种甾醇，还含2种三萜类化合物、酸枣皂苷、多量维生素C。

【药理作用】本品具有镇静、催眠、抗惊厥、抗心律失常、抗心肌缺血、降血压、降血脂、抗动脉粥样硬化、抗缺氧、增强免疫功能、改善学习记忆、抗烫伤、镇痛、降温、兴奋子宫等作用。

【注意事项】酸枣仁敛汗，内有实邪郁火者慎用。

药膳精选

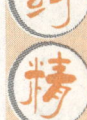
酸枣仁汤

〔配　方〕酸枣仁400毫升，知母、干姜、茯苓、川芎各60克，炙甘草30克。

〔制用法〕先以水2000毫升煮枣仁，得汁1400毫升，再放入其余各药同煮，最后得汁600毫升。分次服。

〔功　效〕治疗虚烦不眠。

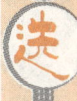
枣仁茶

〔配　方〕酸枣仁30克，白糖适量。

〔制用法〕酸枣仁捣碎，用纱布包裹，加清水200毫升，煎至30毫升。每晚睡前半小时服，10日为1个疗程。也可取酸枣仁5克，研碎后加白糖拌匀，于睡前用温开水冲服。

〔功　效〕适用神经衰弱。

龙眼酸枣仁饮

〔配　方〕酸枣仁10克，龙眼12克，芡实10克，白糖适量。

〔制用法〕酸枣仁捣碎，装入纱布包中，与芡实、龙眼一同放入砂锅中，加水约500毫升，煮30分钟，成汁后，取出酸枣仁包，加适量白糖，滤出汁液，即可代茶饮用。

〔功　效〕理气和中，安神养心，益肾固精。

疏肝理气药

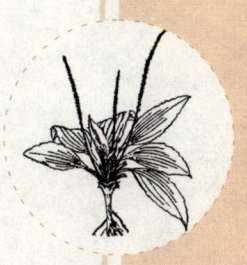
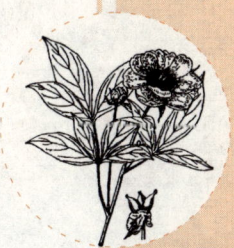
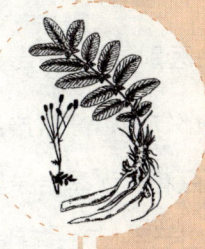
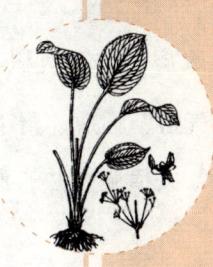

枳实

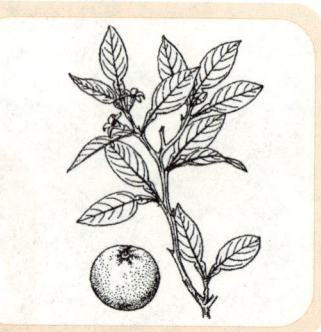

本草集解

释义 《名医别录》、马志、陈藏器、苏颂等皆谓：本品产于河内川泽、洛西、江湖州郡等地，高州产质优。木如橘树略小，高五至七尺，叶像橙，有刺。春天开白花，秋季结果实。七八月未成熟时，采下阴干枳实，九十月已成熟，采下阴干不枳壳，待陈久入药为佳。新产者，药用价值差。

气味 苦，寒，无毒。

主治 化痰散痞，破气消积。主治积滞内停、痞满胀痛、大便不通、泻痢后重、痰滞、气阻、胸痹、胃下垂、脱肛、子宫脱垂、头风、小腹拘急等，可以愈渴除烦，去横膈燥热，润五脏，利大小便，解酒毒，止吐逆，避寄生虫。

附方

①**慢性阑尾炎**：枳实、桃仁、香附各三钱，栀子、麦芽、山楂、木香、鸡内金各二钱，远志、神曲、枳壳、甘草各一钱。将上述药材用水煎服，每日一剂。

②两胁疼痛：枳实一两，白芍药（炒）、川芎、人参各半两，研磨为末，空腹以姜、枣汤调二钱服用，白酒也可以。

③产后腹痛：用枳实（麸炒）、芍药（酒炒）各二钱，用水一杯煎服。

④大便不通：用枳实、皂荚等份研细末，与米饭和捣为丸，用米汤吞服。

现代研究

【性味归经】性微寒，味苦、辛。入脾、胃经。

【用法用量】内服：3～10克，大剂量可用15克，煎汤；或入丸、散。外用：适量，研末调涂或炒热熨。

【药用成分】枳实含挥发油和多种甙类。所含甙主要为新橙皮甙、柚皮甙、野漆树甙、忍冬甙等。挥发油主要为右旋柠檬烯及右旋芳樟醇，此外酸橙中尚含大量维生素C，近年来又从枳实液中分离到对羟福林和N-甲基酷胺。

【药理作用】本品具有强心、升压、调节胃肠平滑肌、兴奋子宫、利尿、抗过敏等作用，所含橙皮苷有维生素P样效应，能降低毛细血管的通透性和脆性。

【注意事项】脾胃虚弱及孕妇慎服。小儿如服入大量果皮，可致中毒。

药膳精选

竹茹枳实汤

〔配　方〕枳实、竹茹、党参、旋覆花（包）各10克，黄连、法半夏、茯苓各12克，陈皮、干姜各6克，吴茱萸、炙甘草各3克。

〔制用法〕每日1剂，用清水煎2次，混合后分上、下午各1次口服。8周为1个疗程。

〔功　效〕治疗反流性食管炎。

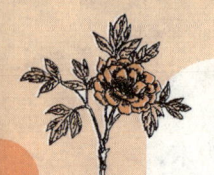

枳实茶

〔配　方〕枳实、大黄、白术、甘草、茶叶各20克。

〔制用法〕将诸药研成粉，分作7份。每日取1份，用开水冲泡，当茶饮用。

〔功　效〕消积通便。适用于脾胃实热型肥胖者。

牛肚枳实汤

〔配　方〕牛肚250克，枳实12克，精盐适量。

〔制用法〕牛肚洗净，切条备用；锅中加入适量水，放入砂仁、枳实和牛肚后大火煮沸，然后转小火继续煮约2小时；食用时加入适量精盐调味即可。

〔功　效〕润肠通便。适用于食欲不振、便秘者服用。

油焖枳实萝卜

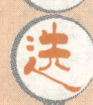

〔配　方〕枳实10克，白萝卜、虾米、植物油、葱、姜、精盐各适量。

〔制用法〕枳实以水煎汁，滤清后备用；白萝卜洗净，切块；葱、姜洗净切丝；锅中加入适量油烧热，下入虾米、萝卜翻炒片刻，浇入药汁，煨至极烂；加入葱、姜、精盐调味即可。

〔功　效〕润肠通便，适用于食欲不振、便秘者。

疏肝理气药

香附

本草集解 现代研究 药膳精选

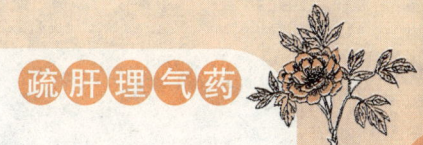

● 本草集解

释义 别名雀头香、草附子。时珍曰：旧云莎草，不言用苗用根。后世皆用其根，名香附子，而不知莎草之名也。莎叶如老韭叶而硬，光泽有剑脊棱。五六月中抽一茎，三棱中空，茎端复出数叶。开青花成穗如黍，中有细子。其根有须，须下结子一二枚，转相延生，子上有细黑毛，大者如羊枣而两头尖。采得燎去毛，暴干货之。

气味 甘，微寒，无毒。

主治 除胸中热，充皮毛，久服利人，益气，长须眉。《别录》
散时气寒疫，利三焦，解六郁，消饮食积聚，痰饮痞满，胕肿腹胀，脚气，止心腹肢体头目齿耳诸痛，痈疽疮疡，吐血下血尿血，妇人崩漏带下，月经不调，胎前产后百病。（时珍）

附方

①**酒肿虚肿**：香附去皮，米醋烹干，焙研为末，米醋糊丸服。久之败水从小便出。神效。

②偏正头痛：川芎二两，香附子（炒）四两。将上药烘干研磨为末，以茶调服，即可缓解。

③继发性闭经：香附二钱，当归三钱，益母草半两，黄芪二钱。将上药用水煎服，每日1剂。

④产后狂言，血晕，烦渴不止：生香附子去毛为末，每服二钱，姜、枣水煎服。

现代研究

【性味归经】性平，味甘。入肝、脾、三焦经。

【用法用量】香附用量一般为6～20克。药用香附由鲜香附干制后所得。用米醋拌香附片，浸润至透，用小火炒干、放凉，即为醋香附，醋香附止痛效力更强。

【药用成分】本品含挥发油，其中主要成分为β-蒎烯、香附子烯、α-香附酮、β-香附酮、α-莎香醇、β-莎香醇；此外尚含生物碱、黄酮类及三萜类等。

【药理作用】香附水提醇沉物有强心和减慢心率作用，同时可使血压降低；香附挥发油对金黄色葡萄球菌有抑制作用，根茎提取物还有抗疟原虫作用；水煎剂有利胆作用，能促进大鼠胆汁分泌，同时对肝细胞有保护作用；香附还有解热、镇静、镇痛、止呕、抗支气管痉挛等作用。

【注意事项】香附虽平和，但终属辛香之品，故气虚无滞及阴虚血热者慎用。

药膳精选

玫瑰香附茶

〔配　方〕玫瑰花5克，香附10克，冰糖适量。

〔制用法〕香附洗净，沥干水分；玫瑰花剥开花瓣，洗净，沥干水分；将香附放入砂锅中，加适量清水，水煎成汁，去渣；玫瑰花放入茶杯中，冲入香附汤汁，加盖闷5~10分钟，加入冰糖调匀，即可饮用。

〔功　效〕调经止痛，理气解郁，养肝散瘀。

香附牛膝茶

〔配　方〕香附15克，莪术、红衣、莆黄、牛膝各10克，凤仙花、益母草各30克。

〔制用法〕水煎当茶饮，每日1剂，早、晚各1次。

〔功　效〕适用于闭经（气滞血瘀型）。

香附红糖饮

〔配　方〕香附15克，川芎12克，红糖60克。

〔制用法〕先将香附、川芎加水600毫升，煎取汁400毫升，然后再将药汁倒入锅内，加红糖，煎至300毫升时，取出晾凉即成。每日1剂，分2次服，于月经前连服5~7剂。

〔功　效〕疏肝理气，活血调经。适用于气虚兼肝之疏泄功能失常所致的月经后期，其特点是胸胁乳房胀痛，善太息。

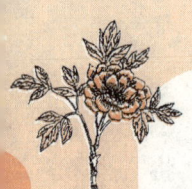

半夏

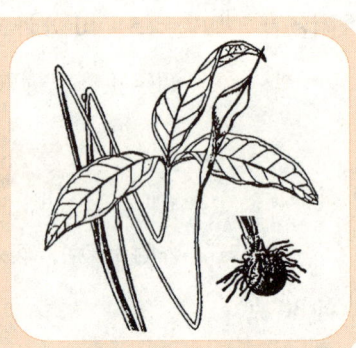

本草集解

释义 半夏又名守田、水玉、地文、和姑。《礼记·月令》中说：五月半夏生。正值夏天过半，故名。守田是会意，水玉是因外形而得名。李时珍说：将半夏洗去皮垢，用汤泡浸七日，每天换汤，晾干切片，用姜汁拌焙入药。或研为末，以姜汁入汤浸澄三日，沥去涎水，晒干用，称半夏粉。或研末以姜汁和成饼，晒干用，叫做半夏饼。

气味 辛，平，有毒。

主治 伤寒寒热，心下坚，胸胀咳逆，头眩，咽喉肿痛，肠鸣，下气止汗。《本经》

消心腹胸膈痰热满结，咳嗽上气，心下急痛坚痞，时气呕逆，消痈肿，疗痿黄，悦泽面目，堕胎。《别录》

消痰，下肺气，开胃健脾，止呕吐，去胸中痰满，生者：摩痈肿，除瘤瘿气。（甄权）

治吐食反胃，霍乱转筋，肠腹冷，痰疟。《大明》

疏肝理气药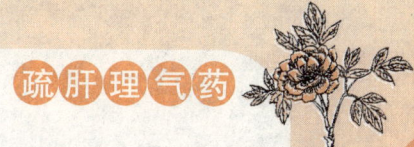

附方

①**呕吐反胃**：半夏三升，人参三两，白蜜一升，水一斗二升和，扬之一百二十遍。煮取三升半，温服一升，日再服。亦治膈间支饮。

②**风痰湿痰**：半夏一斤，天南星半两，分别泡汤，晒干研为末，用姜汁和成饼，焙干，再加入神曲半两，白术末四两，枳实末二两，用姜汁、面调末糊成梧桐子大的丸子。每服五十丸，姜汤下。

③**白浊梦遗**：半夏一两，洗十次，切破，以木猪苓二两，同炒黄，出火毒，去猪苓，入煅过牡蛎一两，以山药糊丸梧子大，每服三十丸，茯苓汤送下。肾气闭而一身精气无所管摄，妄行而遗者，宜用此方。

现代研究

【性味归经】性温，味辛。入脾、胃、肺经。

【用法用量】内服：煎汤，3～9克；或入丸、散。外用：生品适量，研末水调敷，或用酒、醋调敷。宜制过用，生者一般不作内服。

【药用成分】半夏含尿黑酸，掌叶半夏碱甲、丙，胡萝卜甙。块茎含挥发油、少量脂肪、淀粉、烟碱、黏液质、天门冬氨酸、谷氨酸、精氨酸、β-氨基丁酸、β-谷甾醇、胆碱、β-谷甾醇-β-D-葡萄糖甙、3,4二羟基苯甲醛。

【药理作用】生半夏有催吐作用，而制半夏则具有止呕镇吐的作用；半夏具有类可待因样的镇咳作用，但其作用较可待因弱；半夏中的稀醇、总生物碱，或水浸出液，对肝癌细胞、子宫颈癌细胞、慢性髓性白血病细胞的生长均有抑制作用；半夏水浸剂具有一定的抗心律失常作用；半夏水煎醇沉液具有保护胃黏膜的作用。

【注意事项】一切血症及阴虚燥咳，伤津口渴者忌服，孕妇禁用。半夏与射干相使，恶皂荚。畏雄黄、生姜、干姜、秦皮、龟甲、反乌头。

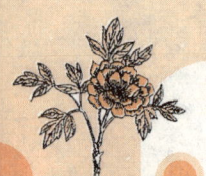

● 药膳精选

小黄丸

〔配　方〕制半夏、天南星各30克，黄芩45克。

〔制用法〕上药共研为末，加姜汁浸，蒸饼做成丸，如梧桐子大。每服50～70丸，饭后以姜汤送下。

〔功　效〕治疗痰热咳嗽。

半夏木香茶

〔配　方〕半夏、木香、陈皮、神曲各10克，黄连、甘草各5克。

〔制用法〕水煎当茶饮。

〔功　效〕适用于腹泻（食伤型）。

半夏水牛角茶

〔配　方〕半夏、升麻、生地黄、旋覆花、川厚朴、竹茹各10克，水牛角、茵陈各30克，黄连6克，丹皮20克，代赭石、赤芍各15克。

〔制用法〕水煎当茶饮。

〔功　效〕适用于打嗝。

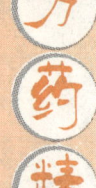

疏肝理气药

艾叶

药膳精选　现代研究　本草集解

● 本草集解

释义 时珍曰：艾叶，《本草》不著土产，但云生田野。宋时以汤阴复道者为佳，四明者图形。近代惟汤阴者谓之此蕲州者为胜，用充方物，天下重之，谓之蕲艾。

气味 苦，微温，无毒。

主治 灸百病。也可煎服，止吐血下痢，阴部生疮，妇女阴道出血。能利阴气，生肌肉，辟风寒，使人有子。《名医别灵》

安胎止腹痛。止赤白痢及五藏痔泻血。长期止冷痢。又心腹恶心，取叶捣汁饮。《药性论》

止崩血、肠痔血，拓金疮，止腹痛，安胎。用苦酒作煎剂，治癣极有效。捣汁饮，治心腹一切冷气。（甄权）

附方

①**鹅掌风病**：蕲艾真者四五两，水四五碗，煮五六滚，入大口瓶内盛之，用麻布二层缚之，将手心放瓶上熏之，如冷再热，如神。

②盗汗不止：熟艾二钱，白茯神三钱，乌梅三个，加水一盅，煎至八分，临睡前温服。

③风虫牙痛：化蜡少许，摊在纸上，铺开艾叶，用筷子将艾叶卷成筒，烧烟，左右熏鼻吸烟满口，呵气，即终止肿消。

④妇女崩漏：熟艾一团，如鸡蛋大，阿胶（炒为末）半两，干姜一钱，水五碗，同煎服（先煮艾、姜至二碗半，倒出药汁，加阿胶化开，分三次服，一天服尽）。

⑤中风口㖞：用五寸长的苇筒，一头刺入耳内，四周用面密封，一头用艾炷灸七壮。病在右则灸右侧。

● 现代研究

【性味归经】性温，味辛、苦，入脾、肝、肾经。

【用法用量】煎服，3～9克；外用适量。温经止血宜炒炭用；余则生用。艾叶捣绒为艾绒，是灸法的主要用料。

【药用成分】本品含挥发油，油中主含柠檬烯、香桧烯、β-派烯、龙脑等。尚含三萜类、黄酮类、桉叶烷类及甾醇类成分。

【药理作用】以野艾、艾叶等烟熏。配合苍术、雄黄、菖蒲等，对金黄色葡萄球菌、乙型溶血链球菌、大肠杆菌、变形杆菌、白喉杆菌、伤寒及副伤寒杆菌、铜绿假单胞菌及枯草、产碱、结核等杆菌均有杀灭作用。对多种致病真菌也有抑制作用。

野艾浸剂对豚鼠支气管有舒张作用，煎剂可兴奋家兔离体子宫，产生强直收缩。艾叶水浸液给兔灌服有促进血液凝固和解热作用，并有显著的利尿作用。

【注意事项】阴虚血热者慎服。艾性至热，不可久服。

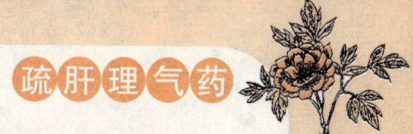

药膳精选

艾叶汁

〔配　方〕鲜艾叶 500 克，白糖 10 克。

〔制用法〕将生艾叶洗净，捣碎。将碎艾叶装入纱布袋内，绞出汁液，加入白糖即成。

〔功　效〕健脾胃。胃弛缓患者坚持服用，效果显著。

艾叶蛋

〔配　方〕艾叶 25 克，鸡蛋 2 个，清水适量。

〔制用法〕先将艾叶、鸡蛋冲洗干净，一起放入瓦罐（忌用铁器）。先用小火煮艾叶与鸡蛋，鸡蛋熟后，捞出去壳再煮 10 分钟食用。

〔功　效〕温经止血、散寒止痛，适用于子宫癌腹冷疼痛者。

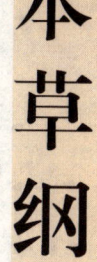
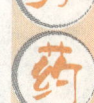
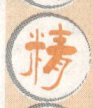

檀香

本草集解　现代研究　药膳精选

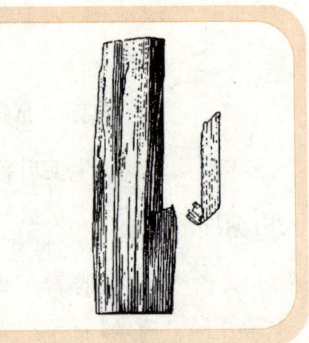

◉ 本草集解

释义 苏颂说：檀香有黄、白、紫等几种，现在的人多使用它。江淮、河朔生长的檀树，与其同类，但不香。李时珍指出：按《大明一统志》的说法，檀香产于广东、云南及占城、真腊、爪哇、暹罗、三佛齐、回回等地，现在岭南各地均有。其树干、叶片均与荔枝树相似，树皮呈青色而润泽。

气味 辛，温，无毒。

主治 行心温中，清凉开窍，收敛强心。外敷可以消炎去肿，滋润肌肤；熏烧可杀菌消毒，驱瘟辟疫。主治胆汁病，膀胱炎、淋病，以及腹痛、发热、呕吐等病症。煎服后，可止心腹痛，霍乱肾气痛。磨水，可涂外肾及腰肾痛处。散冷气，引胃气上升，噎膈吐食。

附方

①**阴寒霍乱**：白檀香、藿香梗、木香、肉桂各一钱五分，研为极细末。每用一钱，炒姜五钱，泡汤调下。

②**心腹冷痛**：白檀香三钱，研为极细的末，干姜五钱。泡汤调下。

③调息、通鼻、开窍、调和身心：取檀香适量，放入香炉中，点燃，熏香即可。

现代研究

【性味归经】性温，味辛。入脾、胃、肺经。

【用法用量】内服：煎汤，1.5～3克，后下；或入丸、散。外用：适量，磨汁涂。

【药用成分】含挥发油（白檀油）3%～5%。油含α-檀香萜醇和β-檀香萜醇90%以上，檀香萜烯、α-檀香萜烯和β-檀香萜烯、檀香烯酮、檀萜烯酮醇及少量的檀香萜酸、檀油酸、紫檀萜醛。

【药理作用】檀香油之抗菌作用不强，对伤寒杆菌之酚系数在0.1以下。能减轻无效的咳嗽；过量可引起胃、肾、皮肤刺激。用于小便困难，可改善症状。对大鼠饲喂0.5～2克/千克数日后，可使尿路中金黄葡萄球菌的生长减少60%。

【注意事项】本品辛温香燥，能伤阴助火，故阴虚火旺、气热吐衄者慎用。

药膳精选

檀香红花茶

〔配　方〕白檀香2克，红花5克。

〔制用法〕将上述药材放入茶杯中，冲入适量沸水，加盖闷10～15分钟，即可代茶饮用，每日1剂，可反复冲泡3～5次。

〔功　效〕行心温中，清凉开窍，收敛强心，心血管疾病患者可常饮。

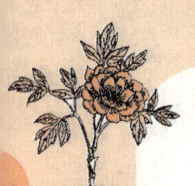

本草纲目

木香

本草集解 现代研究 药膳精选

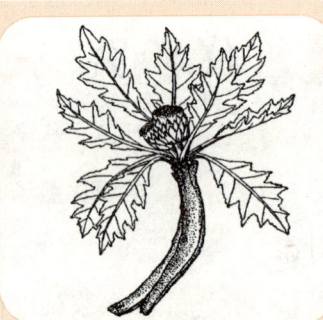

方药精选

● 本草集解

释义 别名蜜香、青木香。时珍曰：木香，草类也。本名蜜香，因其香气如蜜也。缘沉香中有蜜香，遂讹此为木香尔。时珍曰：木香，南番诸地皆有。《一统志》云：叶类丝瓜，冬月取根，晒干。

气味 辛，温，无毒。

主治 辟邪毒及疫疠邪气，可治恶淋淳，久服能安神。《神农本草经》

能消除疫疠、温疟、虫毒，治疗气虚及肌肤寒冷等证。《名医别录》

治心腹气滞、膀胱冷痛、呕逆反胃、霍乱泻痢，并可健脾消食，安胎。《日华诸家本草》甄体说：治多种心痛、征瘕痞块胀痛、烦闷消瘦、妇女瘀血痛证。本品研末酒送服。

附方

①**补肾兴阳**：用虾米一斤，蛤蚧二枚，茴香、蜀椒各四两，并以青盐化酒炙炒，以木香粗末一两和匀，趁热收瓶中密封，每服一匙，空腹盐酒服嚼下，能收到奇妙的效果。

②小儿阴肿：小儿阳明经风热湿气相搏，阴茎无故肿，或痛缩，宜宽此一经自愈。广木香、枳壳麸炒二钱半，炙甘草二钱，水煎服。

③突然耳聋：用昆仑青木香一两切段，苦酒浸泡一夜，加麻油一合，小火煎，加三次水，煮沸后纱布滤去药渣，每日滴耳三四次，直到病愈。

④腹胀懒食：昆仑青木香，诃子皮各二十两，捣筛后与糖和丸如梧子大，每次空腹酒送下三十丸。热盛者用牛乳送服，寒盛者用酒送服。

现代研究

【性味归经】性温，味辛、苦。入脾、胃、大肠、胆、三焦经。

【用法用量】内服煎汤，1.5～6克；或入丸、散。生用专行气滞，煨用可实肠止泻。

【药用成分】木香含挥发油，挥发油的成分为单紫杉烯、α-紫罗兰酮、木香烯内酯、α-木香烃、β-木香烃、木香内酯、二氢脱氢木香内酯、木香酸、木香醇、水芹烯等；此外，尚含木香碱等。

【药理作用】云木香生物碱部分对组胺引起的豚鼠支气管及小肠平滑肌的痉挛有明显的解痉作用。

云木香水煎剂在试管内对副伤寒杆菌具有轻微抑制作用，对痢疾杆菌、铜绿假单胞菌、葡萄球菌、链球菌等则无抑制作用。对某些致病真菌有抑制作用，但对新型隐球菌则无明显抑制。体外试验对阴道毛滴虫亦有微弱的抑制作用。

【注意事项】本品辛温香燥，故阴虚、津亏、火旺者慎用。

药膳精选

香砂六君子汤

〔配　方〕陈皮、木香各6克，砂仁3克，党参15克，茯苓10克，白术、川石槲、黄芩各12克，半夏9克。

〔制用法〕每日1剂，水煎，取200毫升分早、晚2次饭后30分钟服用。1个月为1个疗程。

〔功　效〕治疗功能性消化不良。

木香鸡蛋面

〔配　方〕砂仁2克，木香2克，白面粉60克，鸡蛋1个。

〔制用法〕先将砂仁、木香研为细粉；再把研好的粉与白面粉一同混合均匀，打入鸡蛋；做成面条煮蛋。

〔功　效〕补充机体营养不足、健胸消食、促进吸收。

木香大枣粥

〔配　方〕木香6克，粳米50克，大枣20枚，白糖适量。

〔制用法〕大枣洗净去核，浸泡1小时，留汁，粳米洗净，浸泡约1小时；锅中加适量水，放入粳米、大枣及其枣汁同煮；粥将熟时加木香再煮片刻，放入白糖调匀即可。

〔功　效〕健胃消食、燥湿止泻。

止咳化痰药

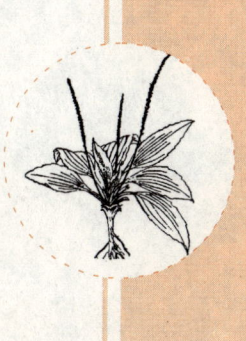
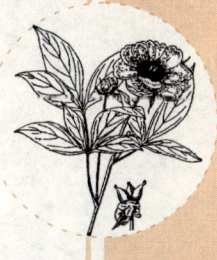
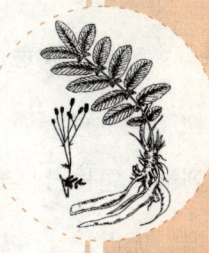
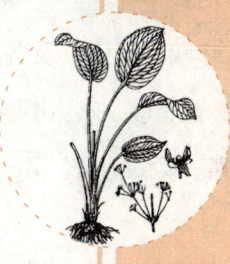

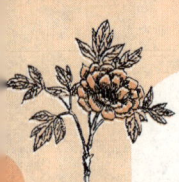

本草纲目

款冬花

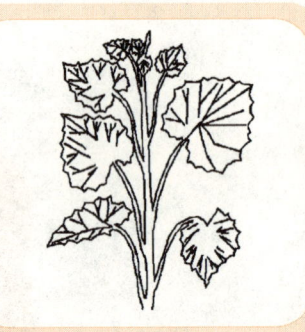

本草集解

释义 叶像葵大，根呈紫色。在十二月开黄花，有青紫色的花萼，离地一二寸，初出时像菊花的萼，通直而肥实，不结种子。各草木中只有它不畏冰寒，三四月一到就率先长出。虽被冰雪覆盖，到时也照样发芽生长。

气味 辛，温，无毒。

主治 治消渴，喘息呼吸。《名医别录》

主咳嗽上气、哮喘、喉痹，及各种惊痫寒热邪气。《神农本草经》

疗肺气心促急，热劳咳、咳声不断、涕唾稠黏、肺痿肺痈，吐脓血。（甄权）

润心肺，益五脏，除烦消痰，清肝明目，治中风等疾病。《日华诸家本草》

附方

①久嗽不止：紫苑三两，款冬花三两，上药粗捣为散，每服三钱，以水一中盏，入生姜半分，煎至六分，去滓温服，每日服用三四次。

②口中疳疮：款冬花、黄边等份，为细末，用唾液调成饼子，先以蛇床子煎汤漱口，乃以饼子敷之，少顷，其疮即愈。

③痰嗽带血：款冬花、百合蒸焙等份为末，蜜丸龙眼大。每卧时嚼一丸，姜汤下。

● 现代研究

【性味归经】性温，味辛。入肺经。

【用法用量】内服：5～10克，煎汤，或入丸散。外感暴咳宜生用，肺虚久咳者宜蜜炙用。

【药用成分】含款冬二醇、蒲公英黄质、挥发油、三萜皂苷和植物固醇等。

【药理作用】本品具有镇咳、升血压、抑制血小板聚集及抗炎等作用。

【注意事项】本产品辛、温，易耗气助热，故咳血或肺痈咳吐脓血者慎用。

● 药膳精选

款冬花绿茶

〔配　方〕款冬花10克，绿茶15克，冰糖适量。

〔制用法〕将款冬花、绿茶、冰糖放入茶壶内，以沸水冲泡，闷浸15分钟后可饮。温服，频饮。

〔功　效〕润肺下气，止咳化痰。慢性支气管炎、肺结核者可常饮。

款冬花茶

〔配　方〕茶叶6克，紫菀、款冬花各3克。

〔制用法〕先将3味用清水冲洗。锅中加入适量水，下三味，煮沸，代茶饮。也可以用开水冲泡，加盖15分钟。

〔功　效〕祛痰止咳。

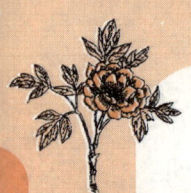

本草纲目

桔梗

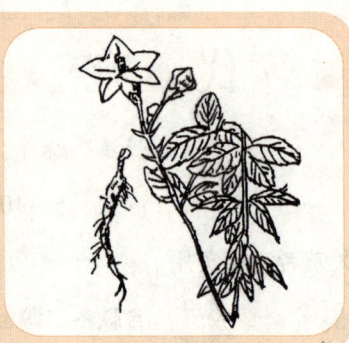

本草集解

释义 李时珍说：此草之根结实梗直，故名桔梗。《吴普本草》称本品为利如、符扈、房图。其他方书中未见这些名字。桔梗、荠苨是一类药物，有苦、甜二种，故《神农本草经》中桔梗又名荠苨，而今俗呼荠苨为甜桔梗。至《名医别录》开始有荠苨条，分成二物。

气味 辛，微温，有小毒。

主治 胸胁痛如刀刺，腹满肠鸣幽幽，惊恐悸气。《本经》

利五脏肠胃，补血气，除寒热风痹，温中消谷，疗喉咽痛，下蛊毒。《别录》

治下痢，破血去积气，消积聚痰涎，去肺热气促嗽逆，除腹中冷痛，主中恶及小儿惊痫。（甄权）

下一切气，止霍乱转筋，心腹胀痛，补五劳，养气，除邪辟温，破癥瘕肺痈，养血排脓，补内漏及喉痹。《大明》

利窍，除肺部风热，清利头目咽嗌，胸膈滞气及痛，除鼻塞。《元素》

附方

①**咳嗽喘急**：桔梗一两半，为末。用童子小便半升，煎四合，去滓，温服。

②**牙龈肿痛**：桔梗研细后，与枣肉调成皂角大小的丸。然后裹在棉花内，用上下牙咬住即可，每天做三次。

③**妊娠中恶，心腹疼痛**：桔梗一两锉，水一钟，生姜三片，煎六分，温服。

现代研究

【**性味归经**】性平，味苦、辛。入肺经。

【**用法用量**】煎汤，3～10克；或入丸、散剂。外用适量，烧灰研敷。

【**药用成分**】其中最主要的是桔梗皂苷，桔梗中还含有萜类物质及远志酸、脂肪油、桔梗多糖、生物碱等。

【**药理作用**】祛痰镇咳、降血糖、抗火作用。

抑制胃液分泌和抗溃疡作用。

对循环系统的作用：大鼠以粗制桔梗皂甙静脉注射，可引起暂时性血压下降、心率减慢和呼吸抑制。

【**注意事项**】气机上逆、呕吐、呛咳、眩晕，以及阴虚火旺咳血者不宜用。本品含皂苷，对胃黏膜有刺激作用，用量不宜过大，过量易致恶心呕吐。

药膳精选

桔甘玄麦汤

〔配　方〕桔梗10克，麦冬、玄参各15克，甘草6克。

〔制用法〕加水煎煮，取汁。分3次服。

〔功　效〕养阴润肺、清热利咽。适用于肺热伤阴，咽干口燥，咽喉肿痛者。

定喘汤

〔配　方〕麻黄、桔梗各6克，青黛3克，杏仁、葶苈子、款冬花、地龙各5克，天兰黄6克，桑白皮8克。

〔制用法〕每日1剂，水煎3次服，高热者加生石膏15克，地骨皮7克；腹泻者加茯苓、车前子各7克；无泄者加竹沥15毫升，分4次服，必要时纠正脱水、酸中毒、心功能衰竭。

〔功　效〕治疗急性毛细支气管炎。

桔梗汤

〔配　方〕桔梗30克，甘草60克。

〔制用法〕加水3升，煮取1升，分次温服。吐出脓血，是病渐愈之象。

〔功　效〕治疗肺痈咳嗽。

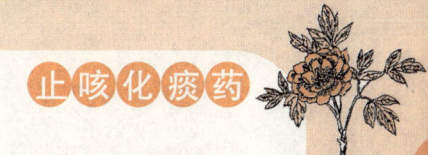

苏合香

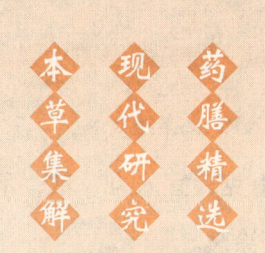 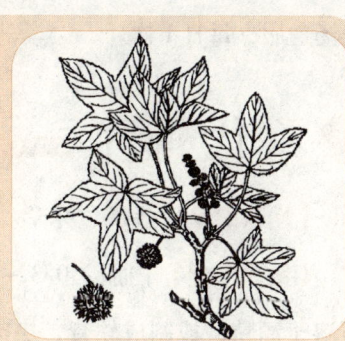

本草集解

释义 苏合香为金缕梅科植物苏合香树所分泌的树脂。通常于初夏将树皮击伤或割破，深达木部，使分泌香脂，浸润皮部。至秋季剥下树皮，榨取香脂；残渣加水煮后再榨，除去杂质，即为苏合香的初制品。如再将此种初制品溶解于酒精中，过滤，蒸去酒精，则成精制苏合香。宜装于铁筒中，并灌以清水浸之，置阴凉处，以防止走失香气。

气味 甘，温，无毒。

主治 主辟恶，温疟，痫痉。去浊，除邪，令人无梦魇。《名医别录》

走窜，通窍开郁，辟一切不正之气。《本草备要》

利水消肿，治胀，疹痱，气积血症，调和脏腑。《玉楸药解》

附方

①**水汽浮肿**：苏合香、白粉、水银各等份，捣匀，以蜜制成如小豆大的丸，每服二丸，白水送服。

②五脏六腑气窍不通：苏合香一钱，石菖蒲（焙）三钱，姜制半夏（焙）二钱。将上药共研为末，以苏合香酒溶化为丸，如龙眼核大。每次1~2丸，淡姜汤送服，每日1次。

现代研究

【性味归经】性温，味辛。入心、脾经。

【用法用量】内服：0.3~1克，宜入丸、散，不入煎剂。外用：适量，可溶于酒精，或制成软膏、搽剂涂敷。

【药用成分】苏合香粗制品中含树脂及油样液体，树脂含齐墩果酮酸、3-表齐墩果酸；油样液体含桂皮酸酯、游离桂皮酸、挥发油等。

【药理作用】本品有温和的刺激作用，以其刺激性致使祛痰。

本品有较强的抗菌作用，可用于各种呼吸道感染。用于局部有抗炎作用，如湿疹、溃疡和创伤等，皆能促进其愈合。即使服较大剂量亦不会产生蛋白尿。

【注意事项】本品辛温香燥，故脱证忌用，孕妇、阴虚有热及气虚者慎服。

药膳精选

苏合香酒

〔配　方〕苏合香丸40克，米酒800毫升。

〔制用法〕将苏合香丸压碎，放入米酒中，浸泡约7日，便可滤出酒液饮用，每次服用10毫升，连服数日。

〔功　效〕散寒通窍，温经通脉。

止咳化痰药

苏合五灵汤

〔配　方〕苏合香1.5克，藿香梗3克，五灵脂6克。

〔制用法〕共研为末，每次以生姜泡汤调下1.5克。

〔功　效〕治心腹卒痛。

苏合香饼

〔配　方〕苏合香1克，面粉100克。

〔制用法〕加调料烙成饼食用。

〔功　效〕开窍醒神，止痛。阴虚火旺者忌用。

桑白皮

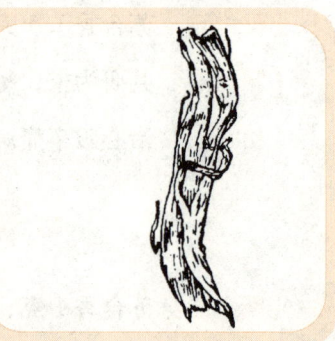

本草集解

释义 又名桑根皮、桑根白皮。桑白皮为桑科落叶小乔木桑树的根皮和末叶落至次春发芽前采收，切丝生用或蜜灸用。

气味 甘，寒，无毒。

主治 伤中，五劳六极，羸瘦，崩中绝脉，补虚益气。《本经》

去肺中水气，唾血热渴，水肿腹满胪胀，利水道，去寸白，可以缝金疮。《别录》

治肺气喘满，虚劳客热头痛，内补不足。（甄权）

煮汁饮，利五脏。入散用，下一切风气水气。《孟诜》

附方

①**消渴尿多**：入地三尺桑根，剥取白皮，炙黄黑，锉。以水煮浓汁，随意饮之。亦可入少米，勿用盐。

②**水肿**：病见面目肌肤浮肿、上气喘急、小便不利等，常与茯苓、大腹皮等利水消肿药配伍。

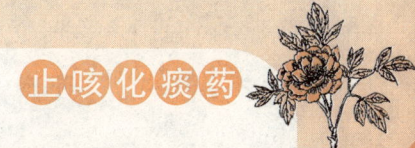

● 现代研究

【性味归经】性寒,味苦。入肺、脾经。

【用法用量】内服:煎汤,9~15克;或入散剂。外用:适量,捣汁涂或煎水洗。泻肺、利水生用;治肺虚咳嗽蜜炙用。

【药用成分】含伞形花内酯、东莨菪素、黄酮成分桑根皮素、桑素、桑色烯、环桑素、环桑色烯等,并含类乙酰胆碱成分、鞣质、黏液素等。

【药理作用】桑白皮水提取物、正丁醇提物均有明显的利尿作用;煎剂和水、甲醇、乙醇、正丁醇或乙醚等多种溶媒提取物对麻醉家兔、大鼠或肾性高血压大鼠均有不同程度的降压作用;水或正丁醇提取物有镇静和安定作用;水提取物有明显镇痛作用;甲醇提取物和桑糖朊具有降血糖作用。

【注意事项】风寒咳嗽和水肿属寒者不宜用。小便清长频数者忌用。

● 药膳精选

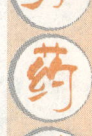 米花桑白皮汤

〔配 方〕桑白皮30克,糯米花50克。

〔制用法〕把糯米花放入烧杯内,加水300毫升;桑白皮洗净,也放入烧杯内。把烧杯置武火上烧沸,再用文火煎煮25分钟即成。

〔功 效〕清肺止渴。适合上下消型糖尿病患者多尿期饮用。

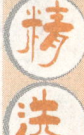 桑代生汤

〔配 方〕桑白皮、吴茱萸各12克,代赭石60克(先煎),生地黄、太子参各30克,百合、白及各15克,阿胶(烊化)、侧柏炭、藕节各10克。

〔制用法〕痰多者加川贝母;胸痛者加牡蛎、丹参;发热者加金银花、连翘;咯血多者加白参;低热者加地骨皮、银柴胡、胡黄连。水煎服,每日1剂,分3次口服,1个月为1个疗程。

〔功 效〕治疗支气管扩张。

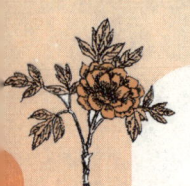

旋覆花

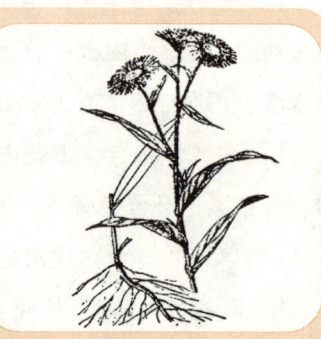

本草集解

释义 旋覆花又名金沸草、金钱花、滴滴金、盗庚、夏菊、戴葚。它的花缘繁茂，圆而覆下，所以叫做覆。其各种名称都是以花的形状而命名。《名医别录》载：旋覆生长在平泽川谷。五月采花，晒干，二十天成。

气味 咸，温，小毒。

主治 结气胁下满，惊悸，除水，去五脏间寒热，补中下气。《本经》

消胸上痰结，唾如胶漆，心胁痰水，膀胱留饮，风气湿痹，皮间死肉，目中眵䁾，利大肠，通血脉，益色泽。《别录》

主水肿，逐大腹，开胃，止呕逆不下食。（甄权）

附方

①**中风壅滞**：旋覆花洗净，焙过，研细，加炼蜜和成梧桐子大的丸子，睡前用茶汤送下五至十丸。

②**耳蚀耳疮**：旋覆花烧研，羊脂和涂之。

现代研究

【性味归经】性微温，味苦、辛。入肺、脾、胃大肠经。

【用法用量】内服：3~10克，包煎。炙旋覆花温燥性减缓，肺虚喘促夹痰饮者宜用。

【药用成分】旋覆花含有倍半萜内脂化合物大花旋覆花素、旋覆花素、槲皮素、异槲皮素、咖啡酸、绿原酸、菊糖、蒲公英甾醇、黄酮甙、蒲公央固醇、生物碱、挥发油及油脂等。

【药理作用】本品具有镇咳、祛痰、抗菌、抗炎及保护免疫性肝损伤等作用。

【注意事项】阴虚劳嗽，津伤燥咳者忌用；又因该品有绒毛，易刺激咽喉作痒而致呛咳呕吐，故须布包入煎。

药膳精选

旋天沉香汤

〔配　方〕旋覆花、沉香各9克，天冬60克，茯神120克，炙甘草18克，远志肉（蒸熟）、麦冬各60克，白芍、制香附各90克，姜半夏、苏子各30克，皂角刺60克（去黑皮）。

〔制用法〕上药共研细末，加适量水调制为丸，朱砂为衣，每丸9克，每服1丸，每日服2~3丸。

〔功　效〕适用于癫痫，效果较佳。

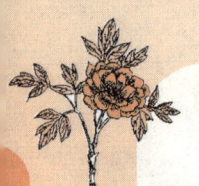

葶苈子

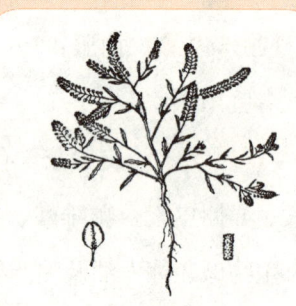

本草集解

释义 甜葶苈、炙葶苈、苓蒿、大适、丁历。为十字花科植物独行菜、北美独行菜或播娘蒿的成熟种子。一年生或二年生草本，生于田野、荒地、路旁。夏季果实成熟时，割取全草，打下种子，筛净杂质，晒干供药用。

气味 辛，寒，无毒。

主治 癥瘕积聚积气，饮食寒热，破坚逐邪，通利水道。《本经》

下膀胱水，伏留热气，皮间邪水上出，面目浮肿，身暴中风热痱痒，利小腹。久服令人虚。《别录》

附方

①腹胀答聚：葶苈子一升（熬），以酒五升浸七日，日服三合。

②头风疼痛：葶苈子为末，以汤淋汁沐头，三四度即愈。

③肺心病：葶苈子、生黄芪、槟榔、青皮、陈皮各二钱，熟附子、牡荆子、仙茅、生大黄各一钱。以水煎服。

④咳嗽喘急：葶苈半两，半夏（生姜汁浸软，切作片子）半两，巴豆四

十九粒（去皮，同上二味一处炒，候半夏黄为度）。上件除巴豆不用，只用上二味为细末，每服一钱，以生姜汁入蜜少许同调下，食后。

⑤小儿白秃：葶苈捣末，以汤洗讫涂上。

⑥口舌干燥：防己、椒目、葶苈（熬）、大黄各一两。上四味，末之，蜜丸如梧子大。先食饮服一丸，每日三服。

现代研究

【性味归经】味辛、苦，性寒。归肺、膀胱、大肠经。

【用法用量】内服：煎汤，3～9克；或入丸、散。外用：适量，煎水洗或研末调敷。利水消肿宜生用，治痰饮喘咳宜炒用，肺虚痰阻喘咳宜蜜炙用。

【药用成分】含有白芥子苷、芥子碱。

【药理作用】泻肺平喘：因本品性辛味苦寒，能入肺清热化痰，故对痰涎壅肺，喉中有痰，声如拉锯者有泻肺平喘作用。行水消肿：因本品含白芥子苷、芥子碱及强心苷，能引水从膀胱排出，故对胸腹积水、小便不利、面目水肿者有行水、利尿及消肿作用。

【注意事项】肺虚喘咳、脾虚肿满者慎服。不宜久服。

药膳精选

附葶生脉汤

〔配　方〕葶苈子、麦冬、丹参各15克，炮附子10～15克，西洋参6克，茯苓30克，白术12克，五味子、炙甘草各10克。

〔制用法〕上药水煎，每日1剂，服2次，7日为1个疗程。

〔功　效〕治疗肺心病、心衰。

葶苈子茶

〔配　方〕葶苈子 5 克，绿茶 3 克。

〔制用法〕用 200 毫升开水冲泡后饮用，冲饮至味淡。

〔功　效〕行水下气。适用于肺壅喘急、痰饮咳嗽、水肿胀满等证。

葶苈子散

〔配　方〕蓝叶 150 克，大黄 75 克，葶苈子 100 克（熬）。

〔制用法〕上药研为末。每次服 2 方寸匕，食后酒送下。欲丸服，炼蜜为丸，如大豆大。每日 20 丸。

〔功　效〕主治大腹水肿。

葶苈子酒

〔配　方〕葶苈子 200 克，米酒 5000 克。

〔制用法〕将葶苈子微火炒后研碎，以绢袋盛之，扎紧口，放入小坛内，注入米酒封固，7 天后开封，弃去药袋即成。每日 2 次，每次饮服 20 毫升，以小便利为度。

〔功　效〕泻肺定喘，行水消肿。

枇杷叶

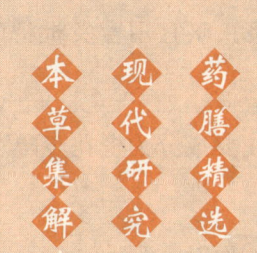

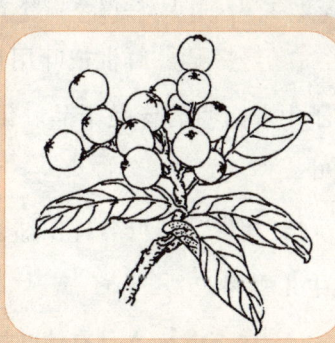

● 本草集解

释义 枇杷叶为蔷薇科常绿小乔木枇杷的干燥叶。又名杷叶、巴叶、苏杷叶、广杷叶、芦桔叶、无忧扇。全年均可采收，晒干，刷去绒毛，切丝。生用，或蜜炙用。

气味 苦，平，无毒。

主治 治突然呃逆或干呕不止，下气，煮汁饮服。《名医别录》

治呕哕不止，妇人产后口干。孟诜说：煮汁饮用，可治渴疾、肺气热嗽，及肺风疮、胸面上疮。李时珍认为：可和胃降气，清热解暑毒，疗脚气。《日华诸家本草》

附方

①**痤疮**：枇杷叶、桑白皮、黄柏各9克，黄连、人参、甘草各6克，水煎服。每次20毫升，每日2次。

②**痘疮溃烂**：枇杷叶500克，煎汤，药液洗患处。每日数次。

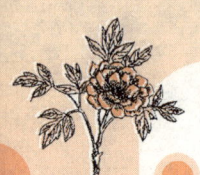

● 现代研究

【性味归经】性微寒,味苦。入肺、胃经。

【用法用量】鲜枇杷叶用量一般15～30克,干制后用量一般9～15克,方子中未标明的皆是干品。化痰止咳宜用蜜炙枇杷叶,和胃降逆宜用生枇杷叶。

【药用成分】叶含挥发油,主要成分为橙花步醇、金合欢醇、山梨糖醇、牻牛儿醇等。

【药理作用】本品有镇咳抗癌作用。

【注意事项】枇杷叶苦降,因此胃寒呕吐、风寒咳嗽者忌用。不可大量服用新鲜枇杷叶,易引起中毒,导致运动协调障碍。

● 药膳精选

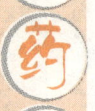

枇杷叶桔梗茶

〔配　方〕桔梗15克,枇杷叶15克,蜜枣10枚,杏仁15克,冰糖适量。

〔制用法〕把枇杷叶、蜜枣、杏仁、桔梗等所有材料用清水洗净。取干净的纱布将枇杷叶包好,与蜜枣、杏仁、桔梗用3碗水一起煎煮。先用大火煮开,再用小火慢煮,水煮至1碗半左右时,调入适量冰糖即可。

〔功　效〕适用于咳嗽(风热型)。

枇杷叶散

〔配　方〕枇杷叶3片,苏梗、甘菊花、陈皮各4.5克,姜半夏、桑寄生、姜竹茹各9克,春砂壳、乌梅各2.4克。

〔制用法〕包煎,连服3剂有效。

〔功　效〕适用于妊娠剧吐、肝胃不和的恶阻。

收敛固精药

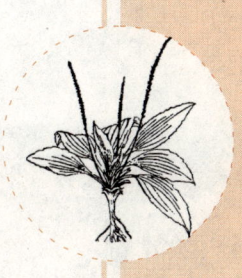
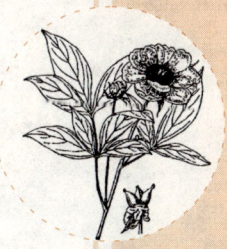
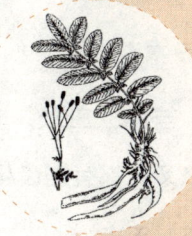
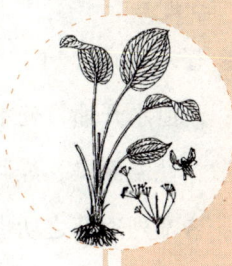

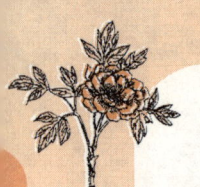

苍术

本草集解　现代研究　药膳精选

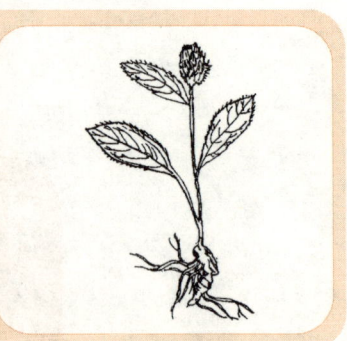

● 本草集解

释义 又名赤术、山精、仙术、山蓟。李时珍说：苍术也就是山蓟，各处山中都有生长。苗高二三尺，叶抱茎生长，枝梢间的叶似棠梨叶，离地面近的叶，有三五个叉，都有锯齿样的小刺，根像老姜色苍黑，肉白有油脂。

气味 苦，温，无毒。

主治 作煎饵久服，轻身延年不饥。《神农本草经》

白术守而不走，苍术走而不守，故白术善补，苍术善行。其消食纳谷，止呕住泄亦同白术；而泄水开郁，苍术独长。《玉楸药解》

苍术，味辛主散，性温而燥，燥可去湿，专入脾胃，主治风寒湿痹，山岚瘴气，皮肤水肿，皆辛烈逐邪之功也。《药品化义》

附方

①**脾湿水泻**：苍术二两，白芍药一两，黄芩半两，淡桂二钱，混合后，每取一两，加水一盏半，煎取一盏，温服。如脉弦，头微痛，则减去芍药，加防风二两。

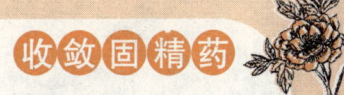

②**青盲、雀目**：苍术二两，淘米水浸过，焙干，捣成细末，每服一钱，选优质羊肝一斤，切破后，将药末塞入，扎好，用小米泔煮熟，待凉后吃下。效果很好。

③**面黄食少**：苍术一斤，熟地黄半斤，干姜（炮）五钱至一两（夏天五钱，冬天一两），共研细，加入米汤制成绿豆大小的丸。每次用温水吃下五十丸即可。

④**暑月暴泻，壮脾温胃，及疗饮食所伤**：用神典（炒）、苍术（米泔浸一夜，焙）等份为末，糊丸梧子大。每服三五十丸，米饮下。

⑤**乌发延年**：苍术米泔水浸半天，刮皮晒干研末一斤，地骨皮温水洗净，去心晒干研末一斤，熟桑葚二十斤装瓷盆内捣烂，绢袋压汁，与面调成糊状，倒盘子里日晒夜露，干燥后研末，炼蜜调和做丸如赤小豆大，每次无灰酒送服二十丸，每日三次。一年后白发变黑，三年后面色红如少年。

● 现代研究

【**性味归经**】性温，味辛。入脾、胃经。

【**用法用量**】煎汤，3～9克；也可熬膏或入丸、散剂。

【**药用成分**】苍术含挥发油5%～9%，主要为β-桉叶醇、茅术醇、苍术素。此外，尚含苍术甙等等。

【**药理作用**】苍术对应激性溃疡有显著的抑制作用，并对胃肠有调节作用；少量苍术挥发油对蛙有镇静作用，同时可使骨髓反射亢进，较大剂量则呈抑制作用，终至呼吸麻痹而死亡；有抗缺氧及保肝作用，能升高血糖；对食管癌细胞有抑制作用；对多种细菌、病毒均有显著的杀灭作用。

【**注意事项**】本品辛苦温燥，故阴虚内热、气虚多汗者忌服。

药膳精选

降脂通脉汤

〔配　方〕制首乌、枸杞子、泽泻、荷叶、决明子、生黄芪各15克，苍术、白术各10克，陈皮6克，制大黄5克，甘草3克。

〔制用法〕便溏者去大黄。每日1剂，水煎分2次服。

〔功　效〕治疗原发性高脂血症。

苍术羊肝粥

〔配　方〕羊肝、粳米各150克，苍术30克，精盐、酱油、胡椒粉、麻油、淀粉各适量。

〔制用法〕水煎苍术，去渣取汁，备用。以精盐、酱油、胡椒粉、麻油和淀粉拌匀，为腌料。羊肝洗净，沥干水分，切成小片，放入调好的腌料中腌10分钟左右。再将粳米、苍术汁放入锅内，加适量清水煮粥，粥熟时加入羊肝，煮至其熟透，以精盐调味食用。

〔功　效〕除烦清热、滋阴清水、益血填精，适用于耳鸣、眩晕、高血压等患者食用。

猪肝豆腐包

〔配　方〕猪肝、猪肉、核桃仁、松子、木耳、海米、扇贝、豆腐、苍术各适量。

〔制用法〕把猪肉、核桃仁、松子、木耳、海米、猪肉、扇贝剁成馅。豆腐挖空，把备好的馅酿进豆腐里，上锅蒸熟。苍术和猪肝一起煮至猪肝熟。将猪肝切片，与豆腐一起食用。

〔功　效〕苍术具有明目的功效。用苍术和猪肝一起煮，可以提升猪肝的明目作用。同时，猪肝和豆腐搭配起来，对肝脏也大有好处。

收敛固精药

五味子

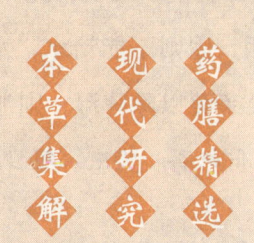
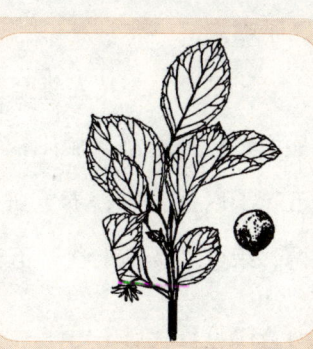

● 本草集解

释义 李时珍说：五味子现在有南北的区别，产于南方的色红，产于北方的色黑，入滋补药一定要用北方产的才好。也可取根种植，当年即生长旺盛，若二月种种子，第二年就已生长得旺盛。须要设架引蔓。

气味 酸，温，无毒。

主治 益气，治咳逆上气，劳伤羸瘦，补不足，强阴，益男子精。《神农本草经》

养五脏，除热，生阴中肌。《名医别录》

治中下气，止呕逆，补虚劳，令人体悦泽。（甄权）

明目，暖肾脏，壮筋骨，治风消食，疗反胃霍乱转筋，痃癖奔豚冷气，消水肿心腹气胀，止渴，除烦热，解酒毒。

附方

①肾虚遗精：北五味子一斤洗干净，用水浸泡，搓去核，再用水洗核，直到将味道洗尽，布滤过后，放置砂锅内，加入好冬蜜二斤，用炭火慢慢熬

成膏状，瓶装五日后使火性散出，每次空腹一二茶匙，用开水送服。

②**久咳不止**：用五味子五钱，甘草一钱半，五倍子、风化硝各二钱。为末，干噙。

③**五更肾泄**：凡人每至五更即溏泄一二次，经年不止者，名曰肾泄，盖阴盛而然，脾恶湿，湿则濡而困，困则不能治水，水性下流，则肾水不足，用五味子以强肾水，养五脏；吴茱萸以除脾湿，则泄自止矣：五味（去梗）二两，茱萸（汤泡七次）五钱。同炒香，为末。每日陈米饮服二钱。

● 现代研究

【性味归经】性温，味酸、甘。入肺、心、肾经。

【用法用量】煎服，1.5~6克；研末服，每次1~3克。捣破入煎，核内有效成分才易煎出。入嗽药生用，入补药熟用。

【药用成分】五味子含五味子素，去氧五味子素、γ-五味子素、伪-γ-五味子素和五味子醇，近从五味子的乙醇提取物中分离得7种药理活性成分，其中5种被确定为五味子丙素、乙素、甲素以及五味子醇和醇甲。五味子含挥发油约3%，此外，还含柠檬酸、β-谷固醛、柠檬酸、维生素C和维生素E等。

【药理作用】本品具有镇静、抗惊厥、抗疲劳、保肝、减轻肝细胞坏死、防止肝脂肪性变、抗肝纤维化、降酶、改善肝功能、加速肝细胞的修复与再生、增强肝脏的解毒能力、促进胆汁分泌、抗溃疡、镇咳、祛痰、强心、调节心肌细胞的能量代谢、改善心肌的营养和功能、增加冠脉流量、抗氧化、延缓衰老、增强免疫功能、升高白细胞、兴奋子宫、抗过敏、抗菌、抗病毒及抗癌等作用。

【注意事项】感寒初嗽当忌，恐其敛束不散。肝旺吞酸当忌，恐其助木伤土。痧疹初发及一切停饮，肝家有动气，肺家有实热，应用黄芩泻热者，皆禁用。

收敛固精药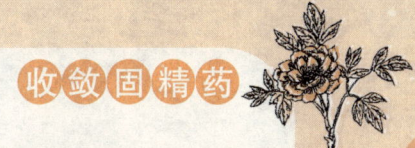

药膳精选

真武汤

〔配　方〕五味子、炮附片、白术、人参、麦冬、炙甘草、葶苈子各10克，赤芍12克，生姜3克，茯苓、丹参各20克，益母草15克，黄芪40克。

〔制用法〕每日1剂，水煎分2次服。

〔功　效〕治疗慢性充血性心力衰竭。

五味枸杞饮

〔配　方〕五味子、枸杞子、冰糖各50克。

〔制用法〕五味子置纱布袋内，与枸杞子加水1000毫升，煮取800毫升，加入冰糖。代茶饮。

〔功　效〕养阴生津、健脾益肾。暑热证，入夏后低热不退，形体消瘦，神疲乏力，食欲不振等证。

五味子汤

〔配　方〕五味子5克，紫苏梗6克，人参6克，砂糖100克。

〔制用法〕先将五味子、紫苏梗、人参放入锅中水煎1小时。去渣取汁，加入砂糖调味即可。本汤生津止渴、暖精益气，适用于肺之气阴两伤、肾水不能上承而引起的咳嗽、胸闷、口渴不欲多饮、气少乏力等证。

〔功　效〕养阴生津、健脾益肾。暑热证，入夏后低热不退，形体消瘦，神疲乏力，食欲不振等证。

本草纲目

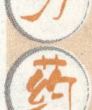
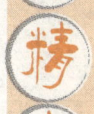
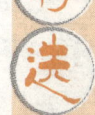

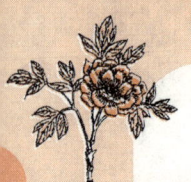

莲子

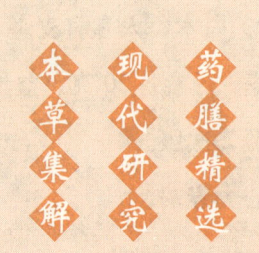
本草集解　现代研究　药膳精选

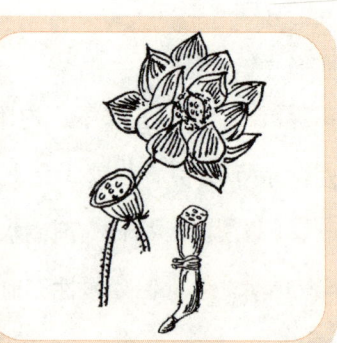

◉ 本草集解

释义 莲子为睡莲科多年生水生植物莲的成熟种子。又名莲肉、莲米、莲实、藕实、泽芝、莲子肉、莲蓬子、水芝丹。秋季采收，晒干。生用。

气味 甘、平、涩，无毒。

主治 补中养神，益气力，除百疾。久服，轻身耐老，不饥延年。《本经》

止渴去热、安心止痢，治腰痛及泄精。多食令人欢喜。《大明》

安心肾，厚肠胃，固精气，强筋骨，补虚损，利耳目，除寒湿、止脾泄久痢，赤白带，女人带下崩中清血病。（时珍）

附方

①**补虚益损**：用莲实半升。酒浸二宿，以牙猪肚一个洗净，入莲在内，缝定煮熟，取出晒干为末，酒煮米糊丸梧桐子大。每服五十丸，食前温酒送下。

②**尿频**：取莲子半升，放在酒中浸两夜后，取出放到洗净的猪胃里，缝好

收敛固精药

煮熟，晒干，研末，加醋糊做成梧子大丸。每服五十丸，饭前服，温酒送下。

③小儿热渴：莲实二十枚炒，浮萍二钱半，生姜少许，水煎，分三服。

现代研究

【性味归经】性平，味甘、涩。入脾、肾、心经。

【用法用量】内服，煎汤，6~15克，或入丸、散。

【药用成分】莲子含糖类、蛋白质、脂肪、钙、磷、铁，还含肉豆蔻酸、棕榈酸、油酸、亚油酸、亚麻酸等。

【药理作用】煎服，6~15克，去心打碎用。

【注意事项】莲子有收敛作用，胃胀、大便秘结者忌用。亦不可与鱼、虾等富含蛋白质的食物同食。

药膳精选

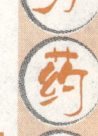 莲子龙眼汤

〔配　方〕莲子、芡实各30克，薏苡仁50克，龙眼肉8克，蜂蜜适量。

〔制用法〕上4味同入砂锅内，加水500毫升，微火煮1小时，再加蜂蜜少许调味即成。食莲子饮汤，一次服完。

〔功　效〕健脾益气，补血润肤，白面美容。

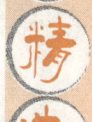 玄参莲枣茶

〔配　方〕玄参90克，丹皮、炒枣仁各30克，柏子仁、莲子心各9克。

〔制用法〕用清水煎煮，取汁，再加白糖适量，分为早中晚3次服用，每日1剂。

〔功　效〕适用于口腔溃疡。

芡实

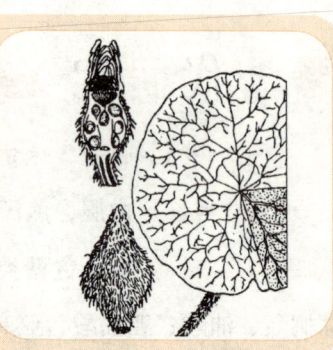

本草集解 现代研究 药膳精选

本草集解

释义 又名鸡头米、鸡头莲、鸡头荷、刺莲藕、湖南根、假莲藕。七八月成熟，九月份结果，分布于我国大部分地区。果实可食用，也可作药用。

气味 甘，平，涩，无毒。

主治 湿痹，腰脊膝痛，补中，除暴疾，益精气，强志，令耳目聪明。久服，轻身不饥，耐老神仙。《本经》

止渴益肾，治小便不禁，遗精白浊带下。（时珍）

附方

①浊病：用芡实粉、白茯苓粉、黄蜡化蜜和丸梧桐子大。每服百丸，盐汤下。

②精气虚滑：藕节、莲花须、莲子肉、芡实肉、山药、白茯苓、白茯神各二两，为末。用金樱子二斤捶碎，以水一斗，熬八分，去滓，再熬成膏，入少面和药，丸梧桐子大。每服七十丸，米饮下。

现代研究

【性味归经】性平，味甘、涩。入脾、肾经。

【用法用量】煎服，9～15克；或入丸、散剂。亦可适量煮粥食用，为食疗佳品。

【药用成分】芡实的种子含淀粉、蛋白质、脂肪、糖类、维生素、尼克酸、微量胡萝卜素和钙、磷、铁等无机盐。

【药理作用】本品具有滋养滋润、收敛等作用。

【注意事项】本品甘涩，故大便秘结者不宜服。

药膳精选

芡实荷叶茶

〔配　方〕芡实、山药各200克，鲜荷叶2张。

〔制用法〕把芡实煮熟，去壳晒干，和山药共研成粉末，每次取30克，与荷叶共煮为茶，趁温饮用。

〔功　效〕补中益气、消肿利尿作用。适用于水肿。

芡实煮老鸭

〔配　方〕芡实200克，鸭子1只（约1000克），精盐、黄酒少许。

〔制用法〕先将鸭子宰杀，去毛及内脏，洗干净；芡实填在鸭腹中。砂锅中加入适量清水，先用大火煮沸加入黄酒，改用小火煮2小时至肉烂，加精盐调味食用。

〔功　效〕本品固肾涩精，适用于肾虚遗尿、阳痿、泄泻者。

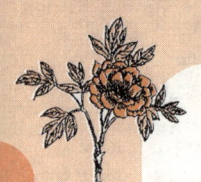

本草纲目

覆盆子

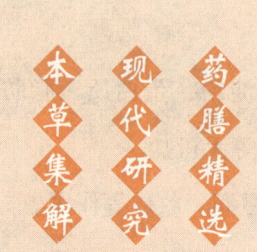
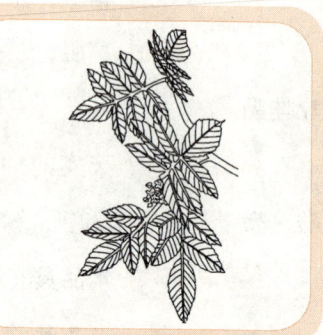

本草集解　现代研究　药膳精选

● 本草集解

释义 覆盆子为蔷薇科落叶灌木华东覆盆子的未成熟果实。又名茥、缺盆、西国草、大麦苺等。以夏初采收的绿黄色果实入药。入沸水中略浸，晒干用。

气味 甘，平，无毒。

主治 补虚续绝，强阴健阳，悦泽肌肤，安和五脏，温中益力，疗痨损风虚，补肝明目。并宜捣筛，每旦水服三钱。《马志》

男子肾精虚竭，阴痿能令坚长。女子食之有子。（权）

食之令人好颜色。榨汁涂发不白。（藏器）

益肾脏，缩小便。取汁同少蜜煎为稀膏，点服，治肺气虚寒。《宗奭》

附方

①**牙疼点眼**：用覆盆子嫩叶捣汁，点目眦三四次。有虫随眼泪出成块也。无新叶，干者煎浓汁亦可。

②**阳事不起**：覆盆子，酒浸焙研为末。每旦酒服三钱。

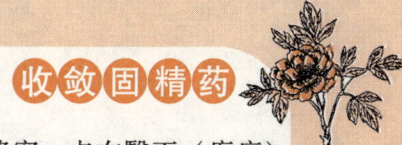

③痘后目翳：覆盆子根洗净后捣，干后，和少许蜂蜜，点在翳丁（瘢痕）上，每天用两三次。三个月就能祛瘢痕。

现代研究

【性味归经】性温，味甘、酸。入肝、肾、膀胱经。

【用法用量】内服：煎汤，1.5~2钱，浸酒、熬膏或入丸、散。

【药用成分】本品含枸橼酸、苹果酸、水杨酸等。

【药理作用】类似雌激素样作用，对泌尿系统、生殖系统有一定影响、对葡萄球菌、霍乱孤菌等抑制作用。

现代临床可用于不孕、不育症、小儿遗尿等。

可降低三酰油及血中胆固醇，故具有减肥的作用。

【注意事项】覆盆子性温，肾虚火旺、小便短赤者慎服。

药膳精选

覆盆子煲猪肚

〔配　方〕覆盆子10克，鲜白果100克，猪肚150克，精盐少许。

〔制用法〕将覆盆子、白果洗净，沥干水分，白果炒熟去壳；猪肚洗净，切成小块；将猪肚、白果、覆盆子一同放入砂锅中，加入清水约500毫升，煮沸后转文火炖煮，至猪肚熟烂，加少许精盐即成。

〔功　效〕有滋补肝肾、缩小便之功效，可治疗小儿夜间多尿遗尿。

覆盆子粥

〔配　方〕粳米50克，覆盆子30克，蜂蜜适量。

〔制用法〕首先将粳米淘洗干净，用冷水浸泡半小时，捞出，沥干水分；

将覆盆子洗净，用干净纱布包好，扎紧袋口；然后取锅，倒入水，加入覆盆子包，煮沸后约15分钟，再拣去覆盆子包，加入粳米，用旺火煮开后改小火煮至粥成，调入蜂蜜即成。

〔功　效〕乌发，明目，治疗阳痿早泄。

芡实覆盆子汤

〔配　方〕覆盆子20克，芡实50克，白糖适量。

〔制用法〕先将覆盆子加水煮汁，取汁去渣，加入芡实，放入适量白糖煮成粥即可食用。

〔功　效〕收敛补肾。适用于小儿遗尿。

温里祛寒药

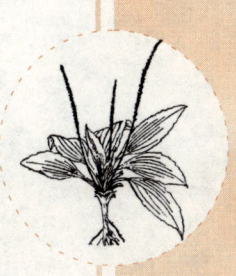
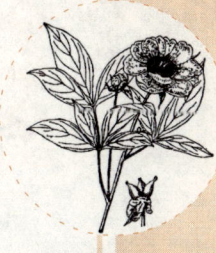
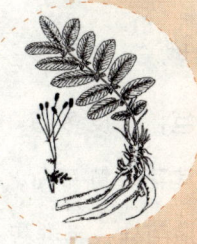
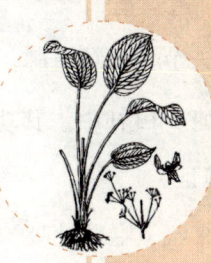

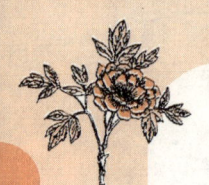

肉桂

本草集解 现代研究 药膳精选

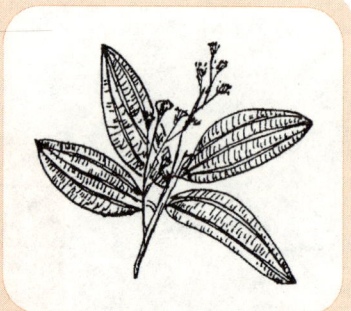

● 本草集解

释义 李时珍说：桂有很多种。牡桂，叶长得像枇杷叶，坚硬，有毛和细锯齿，其花白色，其皮多脂；菌桂，叶子像柿叶，尖狭而光净，有三纵纹路而没有锯齿，其花有黄有白，其皮薄而卷曲。现在的商人所卖的都是以上两种。但皮卷的是菌桂，半卷和不卷的是牡桂。

气味 甘、辛，大热，有小毒。

主治 能利关节，温经通脉，其用之道有六：曰和营，曰通阳，曰利水，曰下气，曰行瘀，曰补中。其功最大，施之最广，无如桂枝汤，则和营其首功也。《本经疏证》

主上气咳逆，结气，喉痹吐吸，利关节。《神农本草经》

附方

①**心痛、胸闷**：桂心半两，研为末，以酒调和，水煎至半碗，去渣，稍热服。

②**食果腹胀，不拘老小**：用桂末，饭和丸绿豆大。吞五六丸，白汤下。

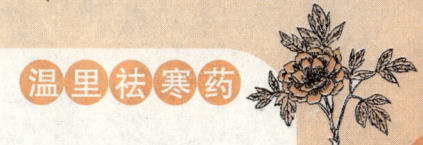

未消再服。

③喉痹不语：取桂放在舌下，咽汁。又方：桂木三钱，水二盏，煎成一盏，服用取汗。

现代研究

【性味归经】性温，味辛、甘。入心、脾、膀胱经。

【用法用量】内服：汤剂，2~5克，后下，不宜久煎。散剂，每次1~2克，冲服。外用：适量，研末敷。官桂作用较弱，用量可适当增加。

【药用成分】皮含挥发油（称桂皮油）1%~2%，主要成分为桂皮醛75%~90%，并含少量乙酸桂皮脂、乙酸苯内酯等。

【药理作用】肉桂具有抗炎、镇静、镇痛、解表、抗惊厥作用；肉桂能使离体豚鼠心腾冠脉流量和脑流量增加，外周血管扩张；桂皮醛能增强豚鼠离体心脏的心肌收缩率和心搏数，使血压升高；桂皮醛有抑制血小板聚集、抗凝血酶作用；桂皮油对胃肠有缓和的刺激作用，可促进唾液及胃液分泌，增加消化功能，并能解除胃肠平滑肌痉挛，缓解肠道痉挛性疼痛。

【注意事项】本品辛湿助热，易伤阴动血，凡阴虚阳盛、血热妄行诸证均忌用。孕妇及月经过多者慎用。

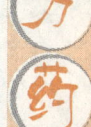

药膳精选

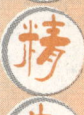

肉桂蜂蜜茶

〔配　方〕茶叶4克，肉桂3克，蜂蜜20克。

〔制用法〕将肉桂研碎，加入适量水煎沸，然后放入茶叶煮3分钟，待放温后，调入蜂蜜即可，每日当茶饮。

〔功　效〕脾虚者，可用肉桂蜂蜜茶来益胃健脾。

附子

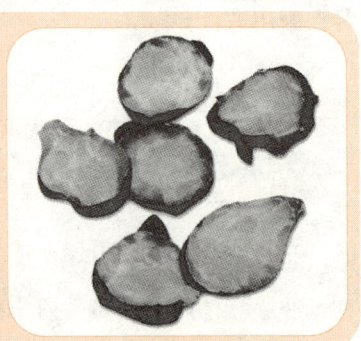

本草集解

释义 附子母名乌头，依附乌头而生，故名。列为《本经》下品。分布在我国辽宁南部、河南、陕西、甘肃、山东、四川、江苏等地，其中四川为主要栽培地。附子因其制备方法的不同分为附片、盐附子、黑顺片、白附片。

气味 辛，温，有大毒。

主治 风寒咳逆邪气，能温中，治寒湿痿躄，拘挛膝痛，不能走路，可破癥坚积聚血瘕，疗金疮。《神农本草经》

治腰脊风寒，脚疼冷弱，心腹冷痛，霍乱转筋，赤白痢疾，能强阴，坚肌骨，堕胎。《名医别录》

治三阴伤寒，阴毒寒疝，中寒中风，痰厥气厥，癫痫，小儿慢惊，风湿麻痹，肿满脚气，头风，肾厥头痛，暴泻脱阳，久痢脾泄，寒疟瘴气，久病呕哕，反胃噎膈，痈疽不敛，久漏冷疮。合葱涕，塞耳治聋。（李时珍）

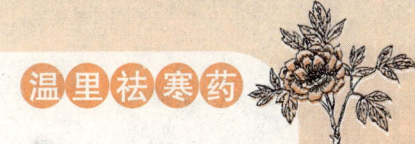

附方

①风寒麻木：取川乌头末适量，每次用香白米煮粥一碗，然后再加上一匙姜汁，三大匙蜂蜜，空腹喝下即可。

②中风偏废：生附子一个（去皮脐），羌活、乌药各一两。上为粗末，每服四钱，生姜三片，水一盏，煎七分，去滓温服。

③久患口痉：取生附子适量，研为细末，用醋、面调好贴在脚心上，男贴左脚，女贴右脚。第二天换下。

④小便白浊：熟附子为末，每服二钱，姜三片，水一盏，煎六分，温服。

现代研究

【性味归经】性大热，味辛、甘。入心、肾、脾经。

【用法用量】内服：煎汤，1.5～3克；或入丸、散。外用：适量，研末敷；或切片贴敷艾灸。宜先煎，久煎。

【药用成分】本品含消旋去甲基乌药碱、棍掌碱、中乌头碱、次乌头碱、乌头碱等生物碱。

【药理作用】有明显的强心作用，熟附片强心作用较强，煎煮愈久，强心作用愈显著，毒性愈小。

有镇痛和镇静作用。

抗心肌缺血、缺氧，促进凝血。

对垂体－肾上腺皮质系统有兴奋作用。

【注意事项】本品不宜与半夏、南星、栝楼、贝母、白蔹、白芨同用，畏犀角。阴虚内热者及孕妇忌用。

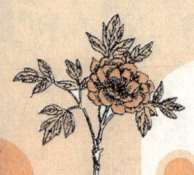

● 药膳精选

附子姜甘茶

〔配　方〕制附子2克，干姜、甘草、红茶各3克。

〔制用法〕先将制附子、干姜、甘草放入锅中，加250毫升清水，煮沸半小时，再泡红茶饮用，冲饮至味淡。

〔功　效〕适用于肺炎。

参附温心汤

〔配　方〕人参（先煎）、五味子各10克，附子（先煎）、桂枝各15克，茯苓30克。

〔制用法〕气虚者加白术、黄芪、甘草；血瘀明显者加丹参、水蛭、急性子；血压高者加草决明；烦躁、不寐者加麦冬、夜交藤；心绞痛者加醋、延胡索、降香；胸闷、气喘者加生地黄、麦冬。每日1剂，水煎服。1个月为1个疗程，连服1~3个疗程。

〔功　效〕治疗冠心病。

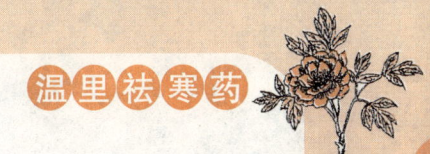

细辛

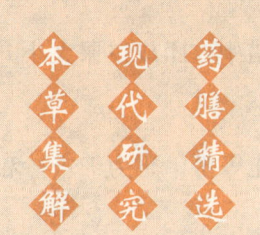
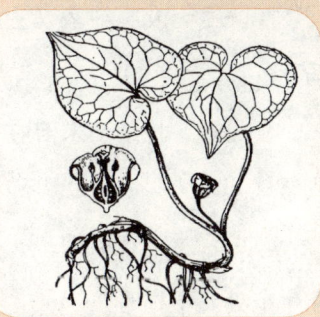

本草集解

释义 时珍曰大抵能乱细辛者，不止杜衡，皆当以根苗色味细辨之。叶似小葵，柔茎细根，直而色紫，味极辛者，细辛也。叶似马蹄，茎微粗，根曲而黄白色，味亦辛者，杜衡也。一茎直上，茎端生叶如伞，根似细辛，微粗直而黄白色，味辛微苦者，鬼督邮好。似鬼督邮而色黑者，及己也。叶似小桑，根似细辛，微粗长而黄色，味辛而有臊气者，徐长卿也。叶似柳而根似细辛，粗长黄白色而味苦者，白薇也。似白微而白直味甘者，白前也。

气味 辛，温，无毒。

主治 咳逆上气，头痛脑动，百节拘挛，风湿痹痛死肌。久服明目利九窍，轻身长年。《本经》

温中下气，破痰利水道，开胸中滞结，除喉痹齆鼻不闻香臭，风痫癫疾，下乳结，汗不出，血不行，安五脏，益肝胆，通精气。《别录》

添胆气、治嗽，去皮风湿痒，风眼泪下，除齿痛，血闭，妇人血沥腰痛。（甄权）

附方

①**虚寒呕吐**：细辛（去叶）半两，丁香二钱半，为末。每服一钱，柿蒂汤下。

②**耳聋**：将细辛末溶在黄蜡中，团成鼠屎大小丸，棉裹一丸塞耳中。须戒怒气。

③**口舌生疮**：取细辛、黄连等份，研为细末掺和好后，用棉签蘸少许涂在生疮处。不拘时。

④**鼻中息肉**：细辛末，时时吹之。

现代研究

【性味归经】性温，味苦、辛，有小毒。入肺、肾经。

【用法用量】煎服，1～3克。散剂每次服0.5～1克。

【药用成分】含挥发油，内含甲基丁香油酚、及黄樟醚。另含N-异丁基十二碳四烯酰胺及消旋旋去甲乌药碱。

【药理作用】细辛挥发油有解热、镇痛、抗炎和抗惊厥作用；细辛油对细胞免疫及体液免疫都有明显的抑制和抗排异作用；有局部麻醉作用，50%细辛煎剂麻醉效价与1%普鲁卡因接近；细辛挥发油对组胺或乙酰胆碱所致的气管平滑肌痉挛有非常显著的作用；从细辛中分离出的消旋去甲乌药碱具有肾β-受体兴奋剂样的广泛生理作用，因而有强心、扩张血管、松弛平滑肌、增强脂质代谢及升高血糖等作用。

【注意事项】凡病内热及火生炎上，上盛下虚，气虚有汗，血虚头痛，阴虚咳嗽，法皆禁用。风热阴虚禁用。恶狼毒、山茱萸、黄芪、畏滑石、消石，反藜芦，忌生菜。

温里祛寒药

药膳精选

细辛散

〔配　方〕细辛6克，生地黄20克。

〔制用法〕每日1剂，水煎2次服，第三次水煎成100毫升，加适量食盐，每日含漱3次。

〔功　效〕治疗牙龈炎症。

菟丝细辛粥

〔配　方〕菟丝子15克，细辛5克，粳米100克，白糖适量。

〔制用法〕先将粳米浸泡1小时。将菟丝子洗净、捣碎，与细辛水煎，去渣取汁。汁中入粳米煮粥，粥熟时加白糖即可。

〔功　效〕适用于肾虚引起的过敏性鼻炎、鼻流清涕、喷嚏频频、鼻痒不适等证。

细辛独活酒

〔配　方〕独活、细辛、莽草、附子、防风各18克，米酒800克。

〔制用法〕以上药物，研为粗末，放入锅中与酒同煎至500毫升左右。过滤去渣，装瓶备用。

〔功　效〕本酒能祛风、通络、止痛。适用于牙痛服用，或以药酒漱口，热漱冷吐。

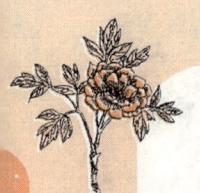

本草纲目

花椒

本草集解 现代研究 药膳精选

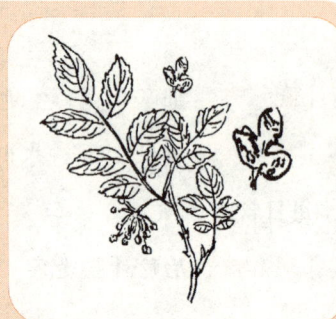

方药精选

● 本草集解

释义 又名大椒、秦椒，有浓郁的香气，炒菜时可用于去除肉类的腥气，是川菜最常用的调味品，有降低血压的作用。最早产于秦地，所以也叫秦椒。李时珍说：秦椒也就是花椒。它最早出自秦地，现在各地都可种植，很容易繁衍。它的叶是对生的，尖而有刺。四月开小花，五月结子，生时为青色，熟后变成红色，以蜀椒大，但其子实中的子粒不如蜀椒的黑亮。范子计说，蜀椒产自成都，红色的好；秦椒出自陇西天水，粒小的好。

气味 辛，温，有毒。

主治 除风邪气，温中，祛寒气引起的肢体酸痛，坚齿发，聪耳明目、轻身，使人肌肤润泽，精力旺盛，不易衰老，经常服用可轻身，使肤色细润，耐老增寿通神。治疗咽喉肿痛，呕吐肠阻。散瘀血，治产后腹痛。发汗，利五脏，可以治愈咳嗽，治风湿病。治恶风遍身、四肢麻痹、口齿水肿摇动、月经不调，产后血痢、慢性腹泻，治腹中冷痛、生毛发、散瘢痕，能消肿除湿。

附方

①**虫牙痛**：用鱼腥草、花椒、菜子油各等份，捣匀，加入泥少许，做成豆子大的小丸。随左右牙痛塞入相应的耳内，两边轮换，不可一起用，恐闭耳气。塞一日一夜，取出看如有细虫，就有效。

②**破伤风病**：用蟾二两半，切剁如泥，加入花椒一两，同酒炒熟，再加入酒二两半，温热服下，少顷通身出汗，效果很好。

③**妇女阴痒**：将花椒、蛇床子各一两，藜芦半两，陈茶一撮，炒过的盐二两，加水煎煮，微温熏洗患处。

④**手足心肿，乃风也**：椒、盐末等份，醋和敷之，良。

⑤**损疮中风**：以面作馄饨，包秦椒，于灰中烧之令热，断使开口，封于疮上，冷即易之。

⑥**痔疮**：花椒1把，装入小布袋中，扎口，用开水沏于盆中，患者先是用热气熏洗患处，待水温降到不烫，再行坐浴。

现代研究

【**性味归经**】味辛，性热，小毒。归脾、胃、肺、肾经。

【**用法用量**】煎服，3～5克。外用适量。

【**药用成分**】花椒含有挥发油、川椒素、植物固醇、不饱和有机酸等功能性成分，有抑菌、杀虫、麻醉、止痛等作用。

【**药理作用**】挥发油有麻醉止痛、杀灭蛔虫作用。对白喉杆菌、炭疽杆菌、肺炎链球菌、伤寒杆菌、绿脓杆菌和某些皮肤真菌有抑制作用。

【**注意事项**】花椒味辛性温，阴虚火旺者忌用，孕妇慎服。

花椒不可与防风同食，防风性温、味辛甘，花椒性温味辛，两者同食，可使防风药性变得燥烈。

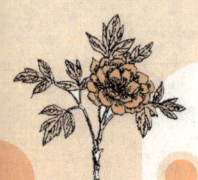

药膳精选

花椒红糖饮

〔配　方〕花椒30克，红糖30克。

〔制用法〕将花椒先放在清水中泡1小时。锅置火上，倒入花椒水再大火煮10分钟，出锅时加入红糖即可。

〔功　效〕停止母乳喂养的女性，可用花椒红糖饮回乳、减轻乳房胀痛。

花椒绿豆汤

〔配　方〕花椒6克，绿豆50克。

〔制用法〕用清水煎煮，当茶饮用。

〔功　效〕能够缓解反胃呕吐。

花椒乌梅茶

〔配　方〕花椒6克，乌梅9克。

〔制用法〕用清水煎煮，每日2~3次。

〔功　效〕可祛虫，治胃炎。

温里祛寒药

胡椒

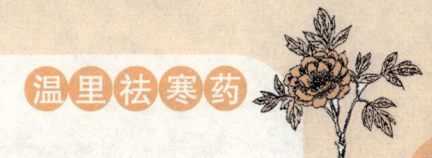

本草集解　现代研究　药膳精选

本草集解

释义 李时珍说，胡椒因为它的味道辛辣似椒，故以椒为名，实际上并不是椒类。胡椒的茎极柔弱，依附在树上攀缘到高处，现架成棚引藤。叶子像扁豆、山药等类植物。叶长半寸，有细条与叶齐，条条结子，两两相对，叶晨开暮合，合后裹其子在叶中，正月开黄白色的花，结出的胡椒子很多，缠绕在藤蔓上，形状像梧桐子，也没有核，生的时候是青色，熟后变为红色，青的更辣。四月熟透，五月开始收，晒干后变小。它是现在最常见的调味品之一。

气味 辛，温，无毒。

主治 主下气温中祛痰，除脏腑中冷气。《新修本草》

调五脏，壮肾气，治冷痢，杀一切鱼、肉、鳖、蕈毒。《日华诸家本草》

暖肠胃，除寒湿，治反胃虚胀，冷积阴毒，牙齿浮热疼痛。（李时珍）

附方

①砂石淋痛：胡椒、朴硝等份，研为末。每次用开水服二钱，一天两次。

②伤寒咳逆，日夜不止：胡椒三十粒打碎，麝香半钱，酒一盏，煎成半盏，热服。

③截乱吐泻：胡椒三十粒用水吞服。或用胡椒四十九粒，绿豆一百四十九粒，一同研为末，木瓜汤服一钱。

④心腹冷痛：胡椒二十一粒，用清酒送服。

现代研究

【性味归经】味辛，性热，归胃、大肠经。

【用法用量】内服：煎汤，3～6克；或入丸、散。外用：适量，研末调敷或置膏药内贴敷。

【药用成分】胡椒含有胡椒碱、胡椒脂碱、胡椒新碱、向日葵素、二氢草葛缕醇、氧化石竹烯、隐品酮等功能性成分。

【药理作用】胡椒对中枢神经系统有抑制作用，所含胡椒碱能延长戊巴比妥大鼠的睡眠时间，并有明显对抗戊四氮惊厥的作用及电惊厥的作用；胡椒和胡椒碱有促进胆汁分泌的作用；胡椒碱对多种急性和慢性炎症均有抑制作用；胡椒碱还有升高血压的作用。

【注意事项】胡椒性热，不可多食。孕妇慎服，风热感冒、湿热实火及阴虚有火者忌用。

药膳精选

胡椒猪肚汤

〔配　方〕猪肚600克，胡椒15克，蜜枣5颗，生粉、精盐各适量。

〔制用法〕猪肚用生粉、精盐搓洗内外，冲净，将胡椒放入猪肚内，用线缝合，与蜜枣一齐放入锅内，加适量清水，烧沸，转文火炖煮1～2小时，以精盐调味即可饮汤吃猪肚、蜜枣。

〔功　效〕温中理气，健脾养胃，散寒止痛。

黑胡椒牛排

〔配　方〕牛排200克，精盐、鸡精、白糖、酱油、黑胡椒粉、淀粉各适量。

〔制用法〕先将牛排切成薄片，加入精盐、鸡精、白糖、酱油、黑胡椒粉、淀粉腌制15~20分钟；煎盘内倒少许油放微波中预热2分钟，再将牛排平铺在盘上，放微波炉4分钟即可。

〔功　效〕温中理气，散寒止痛，营养丰富。

胡椒根三蛇汤

〔配　方〕蛇肉500克，胡椒根50克，生姜3片，大枣3枚，精盐、生油适量。

〔制用法〕将胡椒根、蛇肉分别洗净，蛇肉最好用开水滚沸片刻，大枣去核、洗净。以上几味一同放入瓦煲内，加清水约10碗水量。先用大火煲沸，再改小火煲2.5小时，加入精盐、少量生油即可。

〔功　效〕祛风湿、除痹痛、强壮神经、活血活气、舒筋活络。

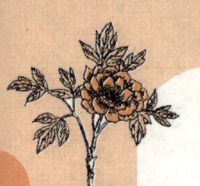

吴茱萸

本草集解　现代研究　药膳精选

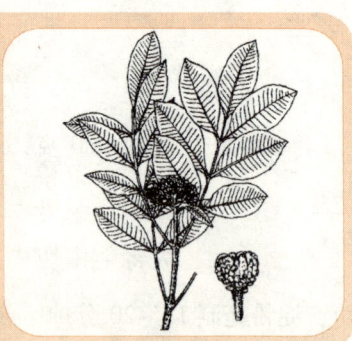

本草集解

释义 又名吴萸、荼辣、漆辣子、优辣子、曲药子、气辣子。李时珍说：茱萸的枝条软而粗，叶子长且有皱。它的果实长在树梢，累累成簇，果实中没有核，与花椒不同。有一种粒大，有一种粒小，以粒小的入药为好。

气味 辛，温，有小毒。

主治 温中下气，止痛，除湿血痹，逐风邪，开腠理，咳逆寒热。《本经》

利五脏，去痰冷逆气，饮食不消，心腹诸冷绞痛，中恶，心腹痛。《别录》

霍乱转筋，胃冷吐泻腹痛，产后心痛，治遍身痛痹，刺痛，腰脚软弱，利大肠壅气，肠风痔疾，杀三虫。（甄权）

附方

①呕吐、头痛：茱萸一升，枣二十枚，生姜一两，人参一两，加水五升，煎成三升，每服七合，一天三次。

②冷气腹痛：吴茱萸二钱捣烂，用酒一盅调之。用香油一杯，入锅煎热，

倾茱萸酒入锅，煎一滚，取出服下。

③**多年脾泄**：老人多此，谓之水土同化。吴茱萸三钱泡过，入水煎汁，入盐少许，通口服。

现代研究

【性味归经】性热，味辛、苦，有小毒。入肝、胃、脾、肾经。

【用法用量】内服：煎汤，1.5～4.5克；或入丸、散。外用：适量，蒸热敷；研末调敷；或煎水洗。

【药用成分】含挥发油（油中主要成分为吴茱萸烯及吴茱萸内脂），并含吴茱萸碱、吴茱萸次碱。

【药理作用】本品能健胃驱风及抑制肠内异常发酵、镇吐（与生姜有协同作用）、镇痛、降压、利尿、扩张血管、抗菌、杀死猪蛔虫、蚯蚓及水蛭等。

【注意事项】本品辛热燥烈，易损气动火，故不宜过量或久服，阴虚有热者忌服。

药膳精选

吴茱萸汤

〔配　方〕吴茱萸、人参各9克，生姜18克，大枣4枚。

〔制用法〕将吴茱萸、人参、生姜和大枣放入锅中，以水1升，煮取400毫升，去滓，温服100毫升，日服3次。

〔功　效〕温中补虚，降逆止呕。适用于脾胃虚寒或肝经寒气上逆，而见吞酸嘈杂，或头项痛、干呕吐涎沫，舌淡苔白滑，脉沉迟者。

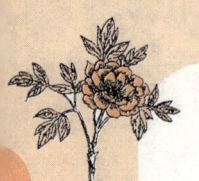

吴茱萸炖鲫鱼

〔配　方〕鲫鱼1条，吴茱萸2克，橘皮10克，生姜50克，胡椒2克，黄酒50克，精盐、葱、味精各适量。

〔制用法〕将鲫鱼去鳞及内脏。把生姜（切片）、橘皮、胡椒、吴茱萸用纱布包好，填在鱼腹内，加入黄酒、精盐、葱和适量水。将鱼隔水清蒸半小时，取出药包加入味精即可。

〔功　效〕温胃止痛，适用于虚寒胃痛、腹泻、腹痛。

吴茱萸粥

〔配　方〕吴茱萸2克，粳米50克，生姜、葱白各少许。

〔制用法〕粳米浸泡1小时。吴茱萸研为细末，姜切片、葱切段备用。煮粳米粥，待粥熟后下入吴茱萸、姜片、葱段稍煮片刻即成。

〔功　效〕本粥有止痛止吐、补脾暖胃的功效，适用于呕吐、脘腹冷痛者食用。但阴虚火旺者应谨慎服用。

温里祛寒药

丁香

本草集解　现代研究　药膳精选

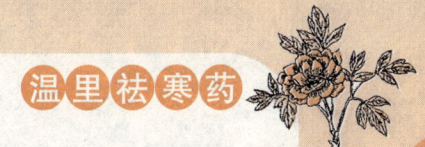

本草集解

释义 李时珍说：雄的是丁香，雌的是鸡舌香。各种说法很明确，只有陈承的提法是十分错误的。前人不知丁香就是鸡舌香，误将这种核作丁香用。

气味 辛，温，无毒。

主治 治口气冷气，冷劳反胃，鬼疰蛊毒，杀酒毒，消痃癖，疗肾气奔豚气，阴痛腹痛，壮阳，暖腰膝。《大明》

去胃寒，理元气。气血盛者勿服。（元素）

治虚哕，小儿吐泻，痘疮胃虚，灰白不发。（时珍）

附方

①小儿吐泻：用丁香、橘红各等份，炼蜜和成黄豆大的丸，米汤化下。

②胃冷呕逐：丁香三个、陈皮一块（去白，焙干），水煎，趁热服。

③干霍乳痛：丁香十四枚，研末，开水一碗送服。不愈再服。

④婴儿吐乳：用少妇的乳汁一盏，加入丁香十枚，去白陈皮一钱，放在石器中煎后喂下。

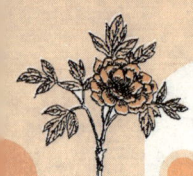

现代研究

【性味归经】性温,味辛。入脾、胃、肺、肾经。

【用法用量】内服,煎汤,2~5克;或入丸、散。外用:适量,研末敷贴。

【药用成分】本品含挥发油,油中主含丁香油酚、乙酰丁香油醇,以及丁香烯醇、庚酮、水杨酸甲脂、α-丁香烯、胡椒酚、苯甲醇、苯甲醛等。

【药理作用】丁香有刺激胃酸和胃蛋白酶分解的作用,可缓解腹部气胀。增强消化能力,减轻恶心呕吐;提取物有抗胃溃疡、止泻、镇痛及抗缺氧、抗菌、抗凝血、抗突变、促进胆汁分泌等作用。

【注意事项】体内有火者忌用。丁香与郁金药性相畏,不能同食。

药膳精选

丁香枣茶

〔配　方〕大枣7枚,丁香40粒。

〔制用法〕大枣去核,丁香研末,分别装入枣内。小火烘焦后研成细末,分成7份,每次1份,每日服2次,温开水冲服,轻则1个疗程,重则2个疗程见效。

〔功　效〕适用于胃痛(脾胃虚寒型)。

丁香姜糖

〔配　方〕白砂糖50克,生姜末30克,丁香粉50克,香油适量。

〔制用法〕先将白砂糖放入锅中,加少许水小火熬化。放入生姜末、丁香粉调匀,继续熬至挑起不粘手为度。另备一大搪瓷盆,涂以香油,将熬的糖倒入摊平,凉后趁软切成50块。

〔功　效〕温中降逆,益气健脾。

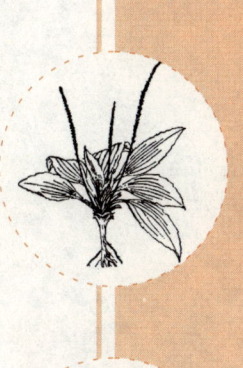

熄风降压药

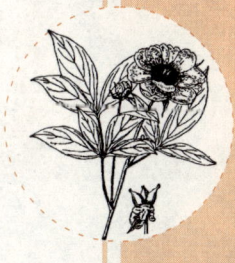

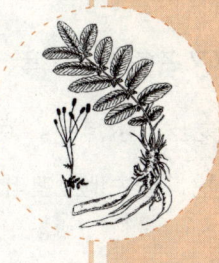

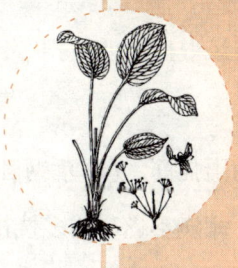

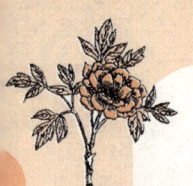

本草纲目

天麻

本草集解 现代研究 药膳精选

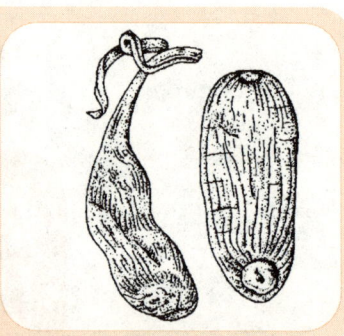

方药精选

● 本草集解

释义 天麻又名冬麻、春麻、脚麻、赤箭、木浦、冬彭、贵天麻、山萝卜、定风草、白龙皮、水洋芋。为兰科多年生寄生草本植物天麻的干燥块茎。冬、春季节采挖，除去地上茎叶须根，洗净，蒸透，晒干、晾干或烘干。用时润透，切片。

气味 辛，温，无毒。

主治 主诸风湿痹，四肢拘挛，小儿风痫惊气，利腰膝，强筋力。《开宝本草》

益气长阴，助阳强筋。《本草纲目》

治冷气痛痹，瘫痪不遂，语多恍惚，多惊失志。《药性论》

附方

①**腰脚疼痛**：天麻、半夏、细辛各二两。绢袋二个，各盛药令匀，蒸热，交互熨痛处。汗出则愈。数日再熨。

②**小儿急惊风**：天麻、钩藤、人参各一钱，羚羊二分，钱蝎一分，炙甘

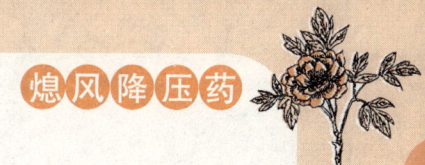

草三分。将上药研为末，每服一钱，水煎服。

③头痛、目眩：天麻片30克，鸡蛋3个。将天麻片放锅内加水1000毫升，煮30分钟，打入鸡蛋煮熟，即可食用。

现代研究

【性味归经】性平，味甘、辛。入肝经。

【用法用量】煎服，3~9克。研末冲服，每次1~1.5克。

【药用成分】块茎含香荚兰醇、香荚兰醛、维生素A类物质、苷、结晶性中性物质及微量生物碱、黏液质。

【药理作用】天麻水剂有镇静作用；人工培育的天麻或野生天麻均有显著的镇痛作用；天麻有降低外周血管、脑血管的冠状血管阻力，并有降压、减慢心率等作用；天麻多糖具有增强机体非特异性免疫功能及细胞免疫和体液的免疫作用；天麻还有耐疲劳作用，表现为抗衰老作用；天麻注射液还具有抗炎作用。

【注意事项】气血虚甚者慎服。

药膳精选

天麻首乌片

〔配　方〕天麻、何首乌、白芷、熟地黄、川芎、白芍、当归、丹参、旱莲草、女贞子各等份。

〔制用法〕口服，每次6片，每日3次。

〔功　效〕治疗脑动脉硬化症。

白芷

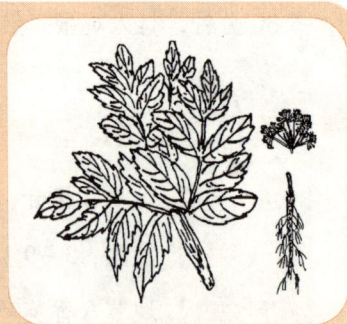

本草集解

释义 李时珍说：徐锴谓初生的根干为芷，白芷的名称由此而来。《说文解字》注：此药生长在水泽湿地，气味芳香可与兰草比，诗人常以兰草咏叹，故有芳香、泽芬之名，古人称此为香白芷。

气味 辛，温，无毒。

主治 能生肌、润肤，可作面油使用，并治带下、经闭阴肿、恶寒发热及流泪。《神农本草经》

治风证口渴呕吐、眩晕胁胀及目痒。《名医别录》

治目赤胬肉，并有安胎、破血、生新血及去面部色素之功。又可排脓止痛，疗乳痈瘰疬、痔疮肛瘘、痛疡疥癣。《日华诸家本草》

附方

①**风热牙痛**：用香白芷一钱，朱砂五分，研末，炼蜜做丸如芡子大，频繁擦牙，或用白芷、吴茱萸等份浸水含漱。

②**小便淋沥**：白芷用酒浸焙干，取二两研末，再煎木通、甘草、酒调服

一钱，连服二剂。

③一切眼疾：白芷、雄黄为末，炼蜜丸龙眼大，朱砂为衣。每服一丸，食后茶下，日二服。名还睛丸。

④偏正头风，百药不治，一服便可，天下第一方也：香白芷（炒）二两五钱，川芎（炒）、甘草（炒）、川乌头（半生半熟）各一两，为末。每服一钱，细茶、薄荷汤调下。

⑤痔疮出血：取香白芷适量，研为细末。每服二钱，用米汤饮下即可。

现代研究

【性味归经】性温，味辛。入胃、大肠、肺经。

【用法用量】内服：煎汤，3~6克；或入丸、散。外用：适量，研末撒或调敷。

【药用成分】白芷主要含挥发油，并含多种香豆素类化合物、白芷毒素、花椒毒素、甾醇、硬脂酸等。

【药理作用】有解热、镇痛与抗炎作用；扩张冠脉血管作用，有降低猫动脉血压的作用；有间接促进脂肪分解和抑制脂肪合成的作用，可用于减肥；白芷对大肠杆菌、宋内氏和福氏痢疾杆菌、变性杆菌、伤寒杆菌和副伤杆菌、绿脓杆菌、霍乱弧菌、某些革兰阳性细菌、人型结核杆菌以及真菌均有抑制作用。

【注意事项】本品温燥辛散，有耗气伤阴之弊，故凡阳虚火旺、肝阳上亢、肝肾阳虚者与温热性表证均忌用。

药膳精选

通气活血汤

〔配　方〕白芷、柴胡、香附、赤芍、白芍、当归、荆芥穗、生地黄各10克，川芎15克，细辛6克，甘草3克。

〔制用法〕每日1剂，水煎，分2次服。辨证加减。

〔功　效〕治疗外伤性头痛。

白芷鲤鱼汤

〔配　方〕鲤鱼1条（去鳞、内脏），白芷5克，枸杞子10克，料酒1勺，精盐适量。

〔制用法〕鲤鱼、白芷、枸杞子洗净。将鲤鱼放入砂锅中，加入适量清水，大火煮开，淋入料酒后加入白芷，用小火煮40分钟。最后把枸杞子放入锅中，再小火煮5分钟，加入精盐调味即可。

〔功　效〕本品具有健脾开胃、利尿消肿、止咳平喘、安胎通乳、清热解毒等功效。

白芷菠菜羊肝汤

〔配　方〕菠菜250克，羊肝200克，白芷末2克，香油、精盐、味精各适量。

〔制用法〕菠菜切段，羊肝切片，放入碗中，加入白芷末、香油、精盐，拌匀腌渍，备用。锅中加水煮沸后，放入羊肝、菠菜，待煮熟时加味精、精盐调味即可。

〔功　效〕本汤具有发表散风寒、止痛的功能，适于产后血虚身痛者食用。

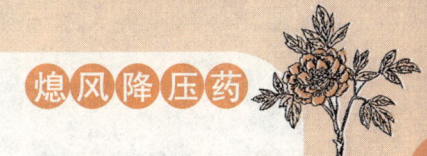

蝉蜕

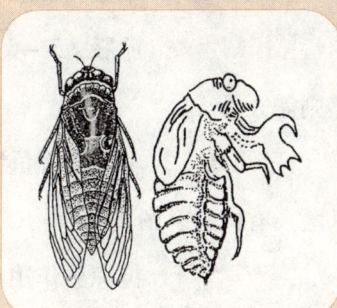

本草集解

释义 蝉蜕为蝉科昆虫黑蚱羽化后的蝉壳。又名蝉壳、枯蝉、蝉退、蝉衣、热皮、知了皮、唧唧皮、蝉退壳、金蝉蜕、土蝉蜕、金牛儿、麻儿鸟皮、唧唧猴皮、催米虫壳。皆为野生。夏、秋二季采收，去净泥土，晒干。生用。

气味 咸、甘、寒，无毒。

主治 小儿惊痫，妇人生子不下。烧灰水服，治久痢。《别录》

小儿壮热惊痫，止渴。（药性）

研末一钱，井华水服，治哑病。（藏器）

除目昏障翳。以水煎汁服，治小儿疮疹出不快，甚良。（宗奭）

治头风眩晕，皮肤风热，痘疹作痒，破伤风及疔肿毒疮，大人失音，小儿口噤天吊，惊哭夜啼，阴肿。（时珍）

附方

①**头风旋晕**：蝉壳一两，微炒为末。非时酒下一钱，白汤亦可。

②**疔疮毒肿**：用蝉蜕，炒为末。蜜水调服一钱，外以津和，涂之。

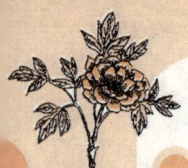

现代研究

【性味归经】味甘，性寒。归肺、肝经。

【用法用量】煎服，3~6克，或单味研末冲服。一般病症用量宜小，止痉则需大量。

【药用成分】本品含大量甲壳质，并含异黄质蝶呤、赤蝶呤、蛋白质、氨基酸、有机酸、酚类化合物、壳聚糖、组胺、腺苷三磷酸酶等成分。

【药理作用】抗惊厥作用：蝉蜕散、五虎追风散，对由破伤风毒素引起的家兔破伤风，不论在与破伤风毒素注射同时给予，或者在全身性破伤风症状发作后给予，都能使发病动物的平均存活时间延长，但不能使它们免于死亡。五虎追风散尚能对抗长地阿佐引起的惊厥死亡。

镇静作用：蝉蜕和五虎追风散能抑制小白鼠的自由活动，与巴比妥钠有协同作用，同时可引起家兔活动减少、安静、横纹肌紧张性降低，翻正反射迟钝等全身反应。

【注意事项】虚劳失音禁服；孕妇慎服。

药膳精选

 蝉蜕蜜丸

〔配 方〕蝉蜕2份，刺蒺藜1份、蜂蜜适量。

〔制用法〕将上药制成丸剂，每丸重9克，每日服2~3次，每次1丸，温开水送下。

〔功 效〕治疗慢性荨麻疹。

驱虫药

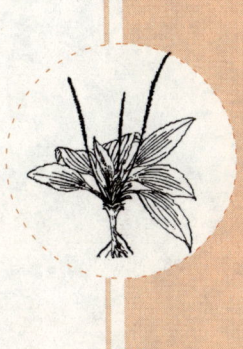
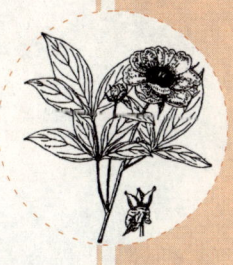
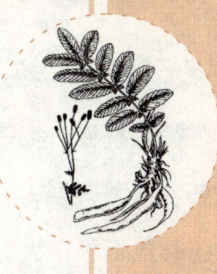
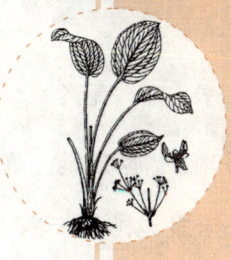

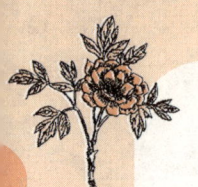

本草纲目

方药精选

槟榔

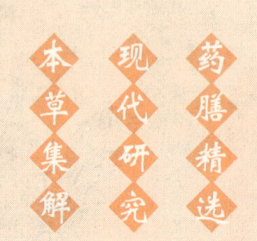

本草集解　现代研究　药膳精选

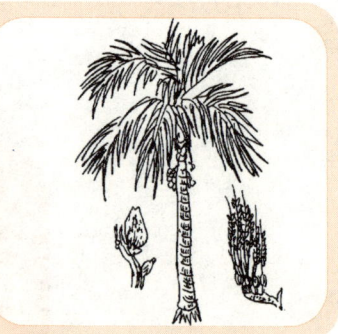

本草集解

释义　槟榔又名宾门、仁频、洗瘴丹。李时珍说：槟榔树初生时像笋竿，引茎直上。茎干很像桄榔、椰子而有节，旁无分枝，条从心生。顶端有叶如甘蔗，叶脉成条状参差开裂，风吹时像羽扇扫天。三月时，叶中突起一房，自行裂开，出穗共数百颗，大如桃李。穗下生刺累累以护卫果实。果实五月成熟，剥去外皮，煮其肉然后晒干。槟榔树不耐霜，不能在北方种植，只能生长在南方。

气味　苦，辛，涩，无毒。

主治　消谷逐水，除痰澼，杀三虫，伏尸，疗寸白。《别录》

治腹胀，生捣末服，利水符道；敷疮，生肌肉止痛；烧灰，敷口吻白疮。《苏恭》

宣利五脏六腑壅滞，破胸中气，下水肿，治心痛积聚。（甄权）

除一切风，下一切气，通关节，利九窍，补五劳七伤，健脾调中，除烦，破瘾结。《大明》

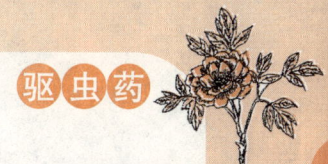

附方

①**寸白虫**：槟榔十多枚，研为末，先用水二升半煮槟榔皮，取一升，空腹调服药末一匙，过一天，有虫排出，如未排尽，可再次服药。

②**心脾作痛**：鸡心槟榔、高良姜各一钱半，同陈米一百粒，以水煎服下。

③**大小便闭**：槟榔为末。蜜汤调服二钱。或以童子小便、葱白，同煎服之，亦良。

④**肠胃湿热大便秘塞**：大槟榔一枚，同麦冬煎汤取汁温服。

现代研究

【性味归经】性温，味苦、辛。入胃、大肠经。

【用法用量】内服：煎汤，6～15克；若单用杀绦虫、姜片虫时，可用60～120克；或入丸散。外用：适量，煎水洗，或研末调。焦槟榔长于消积。

【药用成分】本品含总生碱约0.3～0.6%，主要为槟榔碱，并含脂肪酸、氨基酸、鞣质、皂苷及红色素等成分。

【药理作用】煎剂可使大短小绦虫强直乃至死亡，提取物可使猪肉绦虫、牛肉绦虫与短小绦虫发生弛缓性麻痹；煎剂对鼠蛲虫也有麻痹作用。

嚼食槟榔可使胃肠平滑肌张力升高，增加肠蠕动，消化液分泌旺盛，食欲增加；槟榔碱能兴奋 M 及 N 两种胆碱受体，对中枢神经系统有拟胆碱作用。

水浸剂对许兰黄癣菌与堇色毛癣菌等皮肤真菌有不同程度抑制作用。鸡胚实验证明，有抗流感病毒作用。

【注意事项】本品有缓泻之功，并易耗气，故脾虚便溏或气虚下陷者慎用。孕妇慎用。

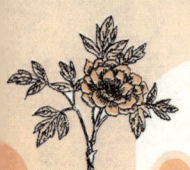

药膳精选

槟榔露酒

〔配 方〕槟榔、橘皮各20克，当归、青皮各10克，砂仁5克，玫瑰花10克，黄酒1500毫升。

〔制用法〕将槟榔、橘皮、当归、青皮、砂仁、玫瑰花，共捣成粗末，用纱布袋包好，扎紧袋口。将药袋放入黄酒中，以小火煮半小时，加少许冰糖，搅拌使融化。取出药袋，将酒装瓶中，加盖备用。

〔功 效〕疏肝解郁，适用于肝气郁滞型面部黄褐斑。

槟榔大米粥

〔配 方〕槟榔10克，大米10克。

〔制用法〕将槟榔择净，浸泡5~10分钟后，水煎取汁。用药汁煮大米粥食，每日1剂，连吃2~3天。

〔功 效〕本粥下气、消积、杀虫，适用于食积气滞、脘腹胀满、肠道寄生虫病等病。

白果

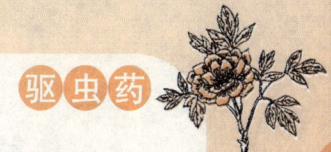
驱虫药

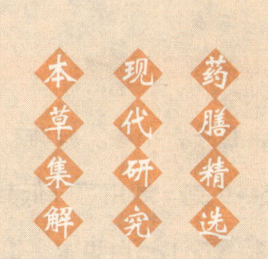
本草集解　现代研究　药膳精选

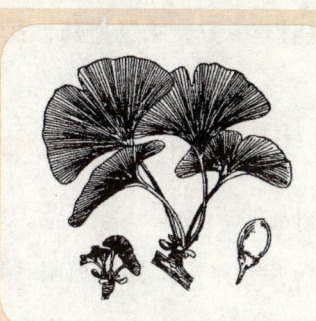

本草集解

释义 白果为银杏科落叶大乔木银杏的干燥成熟种子。学名银杏，又名佛指甲。秋季种子成熟时采收，除去肉质外种皮，洗净，稍蒸或略煮后烘干。除去硬壳，生用或炒用，用时捣碎。

气味 甘、苦，平、涩，无毒。

主治 清肺胃浊气，化痰定喘，止咳。《医学入门》

白果熟食温肺益气，定喘咳，缩小便，止白浊。生食降痰，消毒杀虫草。《本草纲目》

附方

①哮喘痰嗽：用银杏五个，麻黄二钱半，甘草（炙）二钱。水一钟半，煎八分，卧时服。

②咳嗽失声：白果仁四两，白茯苓、桑白皮二两，乌豆半升（炒），蜜半斤。煮熟晒干为末，以乳汁半碗拌湿，九蒸九晒，丸如绿豆大。每服三五十丸，白汤下，神效。

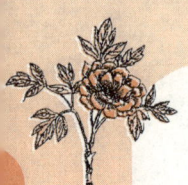

③小便频数：白果十四枚，七生七煨，食之，取效，止。

④赤白带下，下元虚惫：白果、莲肉、江米各五钱，胡椒一钱半。为末。用乌骨鸡一只，去肠盛药，瓦器煮烂，空心食之。

现代研究

【性味归经】味甘、苦、涩，性平，小毒。归肺、肾经。

【用法用量】捣碎煎服，4.5~9克。炒用可降低其毒性，故宜炒用。

【药用成分】白果含有槲皮素、芦丁、白果素、银杏酸、银杏酚、银杏醇等功能性成分，有润肺、定喘、减少痰量、抑菌、降胆固醇等作用。

【药理作用】白果乙醇提取物有一定的祛痰作用（酚红排泄法）；外种皮水提取物能显著降低血压及左室压力，降压前有轻微、短暂的升压效应，然后迅速下降，维持约2分钟；银杏二酚可使毛细血管的通透性增加，白果二酚有组胺释放作用，引起毛细血管能透性增加，导致水肿；外种皮水溶性成分对非特异性免疫和细胞免疫功能均有抑制作用；外种皮水溶性成分有一定的抗衰老作用。

【注意事项】白果有毒，忌长期过量服用，否则会出现恶心、呕吐、腹胀、腹痛、腹泻、头痛、惊厥、抽搐、呼吸困难、昏迷等中毒症状。如有中毒反应出现，可服用鸡蛋清、豆浆或牛奶解毒，也可用甘草或是白果壳煮水喝。

儿童服用白果需谨慎。白果药性收敛，咳嗽痰稠者慎用。

药膳精选

白果蜂蜜茶

〔配　方〕白果10克，蜂蜜适量。

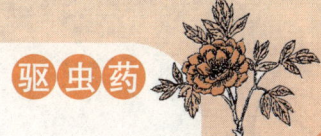

驱虫药

〔制用法〕取白果加水煮熟，放入杯中，加蜂蜜调匀即可。

〔功　效〕风热型咳嗽患者，可用此茶来滋阴润燥。

白果山药饼

〔配　方〕白果20个（去壳），生山药500克，红枣泥150克，白糖250克，蜜桂花2克，湿淀粉、菜油各适量。

〔制用法〕将生山药洗净，与白果一起放笼内蒸熟取出，晾冷。将山药泥与红枣泥混合揉均匀，分成10份，制成圆饼。炒锅置中火上，注入菜油，烧至八成熟时，放入圆饼，炸至成金黄色时，摆入盘成形。白果摆于四周。净锅置中火上，放入清水约200克，加白糖烧开溶化，撒入蜜桂花，用湿淀粉勾芡汁，浇在圆饼上即成。

〔功　效〕补益脾气、益肺滋肾、除湿止带。

白果炖乌鸡

〔配　方〕白果、莲子、糯米各15克，胡椒5克，净乌骨鸡1只，生姜、精盐各适量。

〔制用法〕先将前四味共研为末，备用。净乌骨鸡去内脏、装入以上药末，以线缚定。锅内加适量水，放入生姜、精盐，炖至鸡肉熟烂，分3～4次食完。

〔功　效〕本品可调理女性脾肾，治赤白带下，质清稀量。

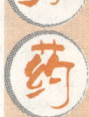

川楝子

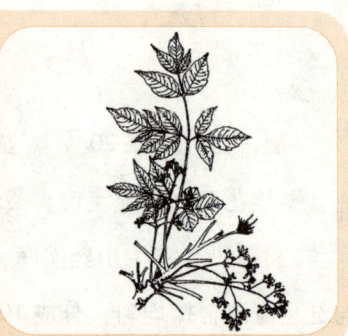

本草集解

释义 别名楝实、练实、金铃子、仁枣、苦楝子。为楝科植物川楝的干燥成熟果实。本植物的根皮或树皮、叶、花亦供药用。主产于四川、湖北、湖南、河南、贵州及甘肃南部等地。

气味 苦、寒、有小毒。

主治 温疾伤寒，大热烦狂，杀三虫，疥疡，利小便水道。《本经》

主中大热狂，失心躁闷，作汤浴，不入汤使。（甄权）

入心及小肠，止上下部腹痛。（李杲）

附方

①腹中长虫：楝实以淳苦酒渍一宿，绵裹，塞入谷道中三寸许，日二易之。

②耳卒热肿：楝实五合捣烂，绵裹塞之，频换。

现代研究

【性味归经】味甘，性寒，有小毒。归肝、胃、小肠经。

【用法用量】内服：煎汤3~10克；或入丸、散。外用：适量，研末调涂或煎汤熏洗。川楝子炒用行气止痛力强，生用疗癣杀虫作用为好。

【药用成分】本品含川楝素、苦楝子酮、脂苦楝子醇，以及脂肪油、树脂、鞣质等。

【药理作用】抗菌作用：因含川楝素，对金黄色葡萄球菌有抑菌作用；对大肠杆菌、鸡胚中培养之病毒皆无效。

驱蛔作用：因含川楝素是驱蛔虫的有效成分，单服苦楝根皮在24小时内可驱去蛔虫。

【注意事项】本品不宜过量及久服，以免引起恶心、呕吐等副作用，甚至死亡。脾胃虚寒者，大便稀溏者禁服。

药膳精选

大柴胡川楝汤

〔配　方〕川楝皮20克，柴胡、姜半夏各6克，生大黄、枳实、黄芩、玄明粉（冲）各10克，甘草6克。

〔制用法〕上药水煎服，每日服1剂，分3次服。5剂为1个疗程。

〔功　效〕治疗胆道蛔虫症。

川陈茴香汤

〔配　方〕川楝子500克，陈皮125克，茴香250克，甘草125克，精盐8克。

〔制用法〕将茴香、川楝子、陈皮、甘草、精盐研磨成末。将以上几味拌匀，装入瓷罐中备用。用白开水冲泡一汤匙，每天早、晚各1次。

〔功　效〕本汤暖肝散寒，行气止痛，适用于肝经寒凝气滞所引起的疝气疼痛等证。